ro
ro
ro

Lisa Feldman Barrett (Jahrgang 1963) ist Professorin für Psychologie an der Northeastern University und lehrt außerdem an der Harvard Medical School und am Massachusetts General Hospital in den Bereichen Psychiatrie und Radiologie. Gemeinsam mit dem Stanford-Professor und Psychologen James Gross gründete sie die *Society for Affective Science*, die sich der Förderung der Grundlagen- und angewandten Forschung zum Thema Emotionen und Affekt widmet. Darüber hinaus ist sie Mitbegründerin und Chefredakteurin der Zeitschrift *Emotion Review*. Lisa Feldman Barrett lebt in Boston.

Lisa Feldman Barrett

Sieben-einhalb Lektionen über das Gehirn

Übersetzt von Elisabeth Liebl

Rowohlt Taschenbuch Verlag

Die englische Originalausgabe erschien 2020
unter dem Titel «Seven and a Half Lessons
About the Brain» bei Houghton Mifflin Harcourt,
New York.

5. Auflage März 2026
Veröffentlicht im Rowohlt Taschenbuch Verlag
Rowohlt Verlag GmbH, Kirchenallee 19, 20099 Hamburg
Deutsche Erstausgabe
Zuerst veröffentlicht im Rowohlt Taschenbuch Verlag,
Hamburg, Juli 2023

Redaktion Steffen Geier
Illustrationen Flow Creative (flowcs.com)
Covergestaltung zero-media.net, München,
nach dem Original von Pan MacMillan, UK
Coverabbildung oxygen/Getty Images
Satz aus der Charter Roman
bei Dörlemann Satz, Lemförde
Druck und Bindung CPI books GmbH, Leck
ISBN 978-3-499-01104-7

Kontaktadresse nach EU-Produktsicherheitsverordnung:
produktsicherheit@rowohlt.de

FSC www.fsc.org MIX Papier | Fördert gute Waldnutzung FSC® C083411

Für Barb Finlay
und meine anderen Kollegen,
die mir das Handwerk der
Neurowissenschaften beigebracht haben –
für ihre enorme Großzügigkeit
und ihre noch größere Geduld

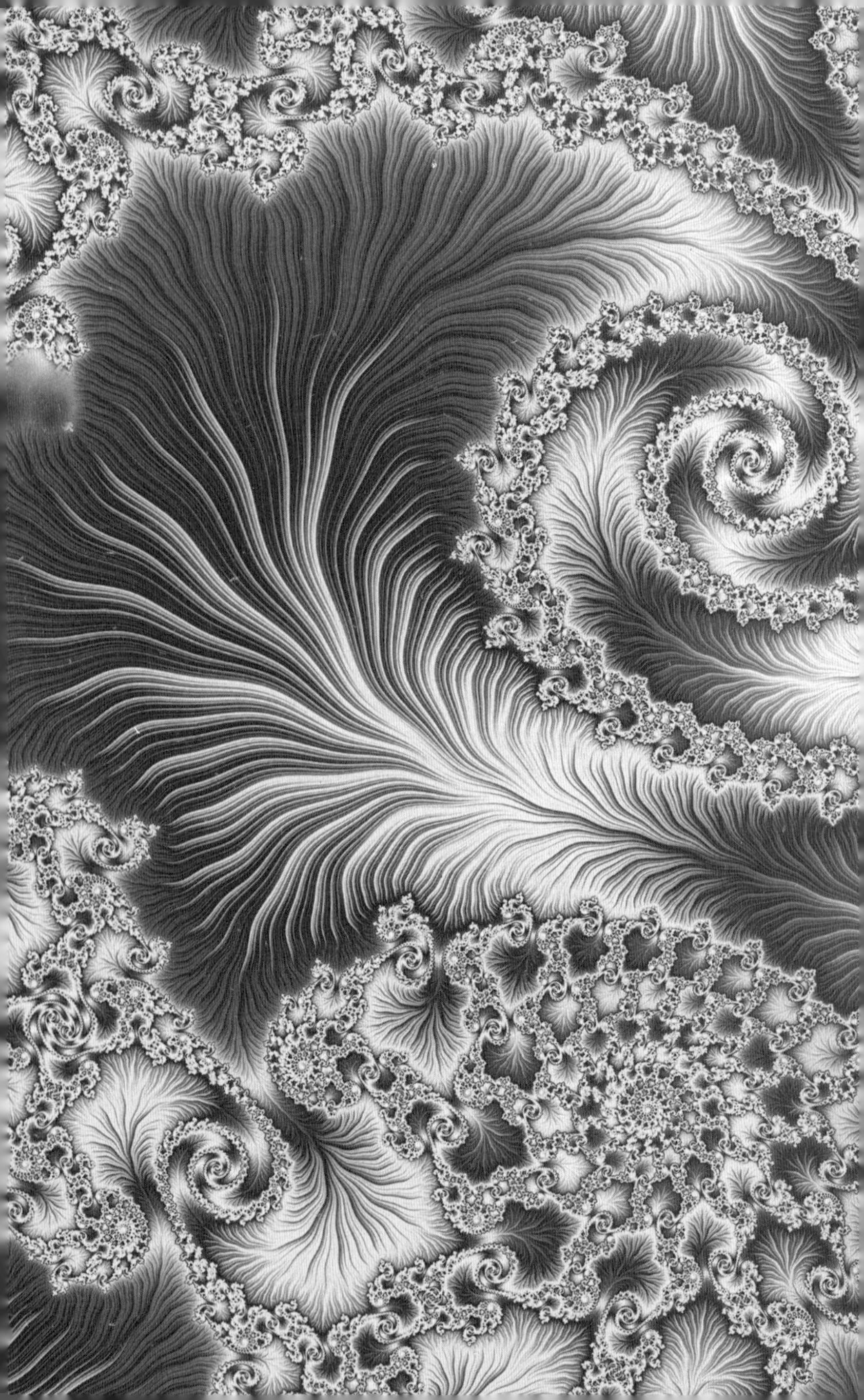

Inhalt

Eine kurze Anmerkung vorab

Ich habe dieses Buch und seine kurzen, lockeren Essays zu Ihrer Unterhaltung geschrieben und um Ihr Interesse zu wecken. Es ist kein umfassender Lehrgang in Sachen Gehirn. Jeder Essay bietet spannende wissenschaftliche Informationen über Ihr Gehirn und geht der Frage nach, was diese über die menschliche Natur aussagen. Es empfiehlt sich, die Essays nacheinander zu lesen, aber natürlich können Sie sie auch in beliebiger Reihenfolge angehen.

Als Professorin bin ich es gewohnt, meine Veröffentlichungen ausführlich mit wissenschaftlichen Details zu untermauern, wie sie zum Beispiel in Studien oder in Aufsätzen in Fachzeitschriften nachzulesen sind. Die wissenschaftlichen Belege zu den Texten dieses Buches finden Sie hier: https://sevenandahalflessons.com.

Im Anhang werden darüber hinaus bestimmte wissenschaftliche Erkenntnisse noch genauer dargestellt. Er soll zum einen die Themen der einzelnen Essays vertiefen, zum anderen verdeutlichen, dass bestimmte Punkte von der Wissenschaft noch diskutiert werden. Außerdem nennt er die Wissenschaftler, die dazu Entscheidendes beigetragen haben.

Ich hoffe, es macht Ihnen Spaß zu lesen, was eine Neurowissenschaftlerin an Ihrem Gehirn so faszinierend findet und inwiefern Sie dieser drei Pfund schwere Klumpen zwischen Ihren Ohren zum Menschen macht. Die Essays treffen keine Aussage darüber, was Sie von der menschlichen Natur zu halten haben. Ich hoffe jedoch, dass sie Sie zum Nachdenken darüber anregen, welche Art Mensch Sie sind – oder sein möchten.

Die halbe Lektion

Ihr Gehirn ist nicht zum Denken da

Vor langer, langer Zeit wurde die Erde von Geschöpfen beherrscht, die kein Gehirn hatten. Und das ist keine politische Aussage, sondern eine biologische Feststellung.

Eines dieser Geschöpfe war der Amphioxus. Wenn Sie je ein solches Geschöpf zu Gesicht bekämen, würden Sie es vermutlich für einen Wurm halten, bis Sie die kiemenähnlichen Schlitze auf beiden Seiten des Körpers entdecken. Amphioxi oder Lanzettfischchen bevölkerten die Ozeane vor 550 Millionen Jahren.[1] Sie führten ein recht einfaches Leben. Dank einer simplen «Antriebstechnik» konnten sie sich im Wasser bewegen. Auch ihre Nahrungsaufnahme ging unkompliziert vonstatten: Sie verankerten sich am Meeresboden wie Grashalme und filterten und verdauten alle winzigen Organismen, die ihnen ins Maul trieben. Geschmack oder Geruch waren dabei nebensächlich, denn die Amphioxi besaßen noch keine Sinnesorgane, wie Sie sie haben. Sie hatten keine Augen, nur ein paar Zellen, die Helligkeitsveränderungen registrierten. Und sie konnten nicht hören. Ihr rudimentäres Nervensystem bestand aus einem Klecks Zellen, den man noch nicht als Gehirn bezeichnen konnte.[2] Ein Lanzettfischchen war, so ließe sich überspitzt sagen, ein Magen an einem Stock.

Und doch sind die Amphioxi entfernte Verwandte von

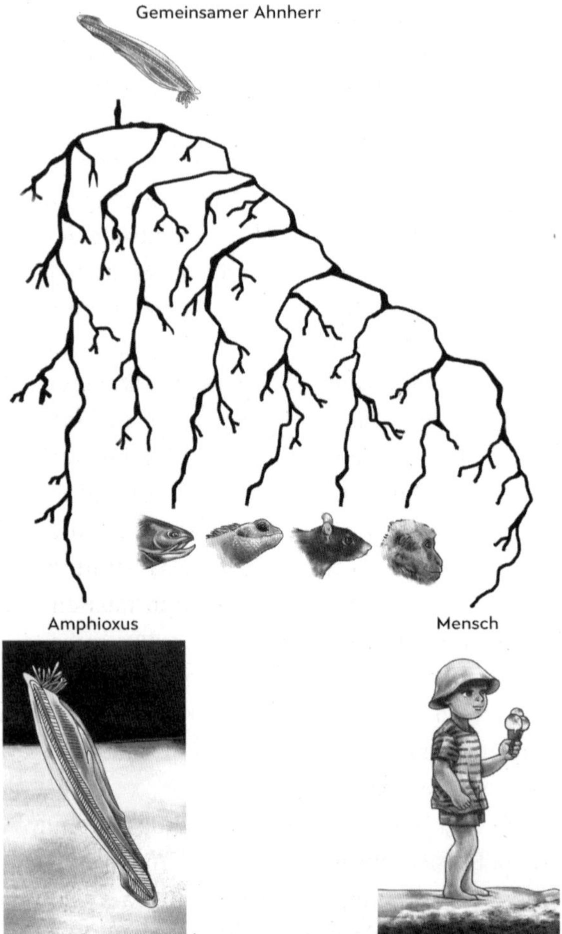

Die heutigen Lanzettfischchen sind nicht unsere direkten Vorfahren, aber wir haben einen gemeinsamen Ahnherrn, der den heutigen Amphioxi vermutlich sehr ähnlich war.

uns, die noch heute existieren. Wenn Sie einen modernen Amphioxus betrachten, dann sehen Sie ein Geschöpf, das Ihrem winzigen Altvorderen, der damals die Ozeane bevölkerte, sehr ähnlich ist.[3]

Können Sie sich vorstellen, dass ein winziges, wurmähnliches Geschöpf von fünf Zentimetern Länge, das durch den prähistorischen Ozean trieb, eine entscheidende Rolle bei der evolutionären Entwicklung des Menschen spielte? Zugegeben, ganz einfach ist das nicht. Wir haben so vieles, was der urzeitliche Amphioxus nicht hatte: mehrere Hundert Knochen, eine ganze Reihe innerer Organe, ein paar Gliedmaßen, eine Nase, ein charmantes Lächeln und vor allem – ein Gehirn. Der Amphioxus brauchte kein Gehirn. Seine «Sinneszellen» standen in enger Verbindung zu den Zellen, die seine Bewegung steuerten. Er konnte also auf die Signale seiner notdürftigen Sinnesausstattung reagieren, ohne dass er viel hätte verarbeiten müssen. Sie hingegen haben ein hochkomplexes, leistungsstarkes Gehirn, das so unterschiedliche geistige Zustände hervorbringt wie Gedanken, Emotionen, Erinnerungen und Träume – ein reiches Innenleben, das letztlich Ihr Dasein bedeutsam und unverwechselbar macht.

Warum aber hat sich ein Gehirn wie das Ihre überhaupt herausgebildet?[4] Die naheliegendste Antwort wäre: um zu denken. Man nimmt automatisch an, dass sich Gehirne in aufsteigender Ordnung entwickelt haben, von den niederen Tieren hin zu den höheren, und natürlich steht das komplexeste von allen, das denkende Gehirn des Menschen, an der Spitze. Schließlich ist das Denken die Superkraft des Menschen, nicht wahr? Nun, die naheliegendste

Antwort ist leider falsch. Die Vorstellung, dass unser Gehirn sich entwickelt hat, um das Denken zu ermöglichen, ist tatsächlich Grundlage vieler Missverständnisse über unser Geistesleben. Sobald Sie diese lieb gewonnene Idee aufgeben, haben Sie den ersten Schritt getan, um zu verstehen, wie Ihr Gehirn tatsächlich funktioniert, was seine wichtigste Aufgabe ist – und welche Art Geschöpf Sie in Wirklichkeit sind.

Vor 500 Millionen Jahren, als der kleine Amphioxus und andere einfach strukturierte Geschöpfe in aller Beschaulichkeit der Nahrungsaufnahme am Meeresboden nachgingen, trat die Erde in eine entwicklungsgeschichtliche Periode ein, die Wissenschaftler das Kambrium nennen. In dieser Zeit erweiterte eine neue Verhaltensweise das Bühnenrepertoire der Evolution: das Jagen. Irgendwo, irgendwie fing ein Geschöpf an, die *Präsenz eines anderen zu erspüren* und sich dieses gezielt einzuverleiben. Tiere hatten sich auch schon früher verspeist, doch nun hatte das Ganze plötzlich mehr System. Zum Jagen war zwar noch kein Gehirn erforderlich, aber dieses zielgerichtete Verhalten war ein wichtiger Schritt darauf zu.

Das Auftreten von Räubern im Kambrium machte die Welt zu einem umkämpften und gefährlichen Ort. Sowohl die Jäger als auch die Beutetiere durchliefen bestimmte Entwicklungen, sodass ihre Sinne mehr Informationen aus der Umwelt aufnehmen konnten. Vermochten die Amphioxi lediglich hell und dunkel zu unterscheiden, so konnten die neu entstehenden Tierarten tatsächlich *sehen*. Wo die Amphioxi nur eine simple Hautwahrnehmung besaßen, konnten die jüngeren Tierarten ihre Bewegung im Wasser umfassender wahrnehmen. Ihr Tastsinn erlaubte ihnen, Objekte durch Schwingungen wahrzunehmen. Haie nutzen diese Art der Wahrnehmung auch heute noch, um ihre Beutetiere zu lokalisieren.

Mit Entwicklung der Sinnesorgane wurde die Frage: «Kann man das dunkle Etwas in der Ferne essen, oder frisst es eher mich?», lebensentscheidend. Geschöpfe, die ihre Umgebung besser wahrnehmen konnten, hatten einen Überlebensvorteil. Der Amphioxus mochte seine Umwelt beherrschen, aber er konnte nicht spüren, dass er eine Umwelt *hatte*. Diese neuen Tiere waren dazu in der Lage und taten es.

Jäger und Gejagte erhielten einen zusätzlichen Entwicklungsschub durch eine weitere neue Fähigkeit: Sie konnten sich geschickter bewegen. Der Amphioxus, dessen Nerven für Wahrnehmung und Bewegung zusammengeschaltet waren, beherrschte nur sehr grundlegende Bewegungen. Wenn nicht mehr genug Futter in seine Mundöffnung strömte, schlängelte er sich einfach in zufälligen Bewegungen weiter, um sich woanders neu zu verankern. Jeder bedrohlich wirkende Schatten ließ ihn die Flucht ergreifen. In der neuen Jägerwelt entwickelten alle Tiere bessere motorische Systeme, die ihnen erlaubten, sich schneller und geschickter fortzubewegen. Sie konnten sich schneller und gezielter auf etwas zubewegen (zum Beispiel Nahrung) oder von etwas weg (zum Beispiel einer Bedrohung). Wie das genau aussah, hing im Wesentlichen von ihrer Umwelt ab.

Sobald sie fähig waren, Dinge auch von Weitem wahrzunehmen und sich gezielter zu bewegen, begünstigte die Evolution jene Arten, die diese Aufgaben besonders gut meisterten. Waren sie bei der Jagd auf ein Beutetier zu langsam, schnappte es ihnen ein anderer weg. Verbrauchten sie bei der Flucht vor einer potenziellen Bedrohung, die keine war, unnötig Energie, verschwendeten sie Ressourcen, die sie vielleicht später benötigten. Effizient mit der eigenen Energie umzugehen war der Schlüssel zum Überleben.

Am besten stellen Sie sich die Frage der Energieeffizienz so vor, als würden Sie ein Haushaltsbuch führen: Dabei notieren Sie, wie viel Geld hereinkommt und wie viel ausgegeben wird. Für Ihren Körper heißt das, dass Sie Ressourcen wie Wasser, Salz und Glukose eintragen und festhalten, wie viel Sie davon aufnehmen oder verbrauchen. Mit jeder Aktivität, die Ressourcen verbraucht, wie Schwimmen oder Laufen, verbuchen Sie etwas von Ihrem Budget als Auszahlung. Was Ihre Ressourcen auffüllt, wie Essen oder Schlafen, ist gleichsam eine Einzahlung. Das ist eine vereinfachte Erklärung, aber sie macht deutlich, dass der Körper biologische Ressourcen braucht und verbraucht. Alles, was Sie tun (oder nicht tun), ist auch eine wirtschaftliche Entscheidung – darüber, was Sie ausgeben beziehungsweise was Sie lieber sparen.

Der beste Weg, solvent zu bleiben, ist – wie Sie vermutlich aus persönlicher Erfahrung wissen –, Überraschungen zu vermeiden. Also Ihren finanziellen Bedarf zu kennen, bevor er auftritt, und sicherzustellen, dass Sie die Ressourcen haben, um ihn zu decken. Das Gleiche gilt für Ihr körperliches Budget. Die kleinen Geschöpfe des Kambriums

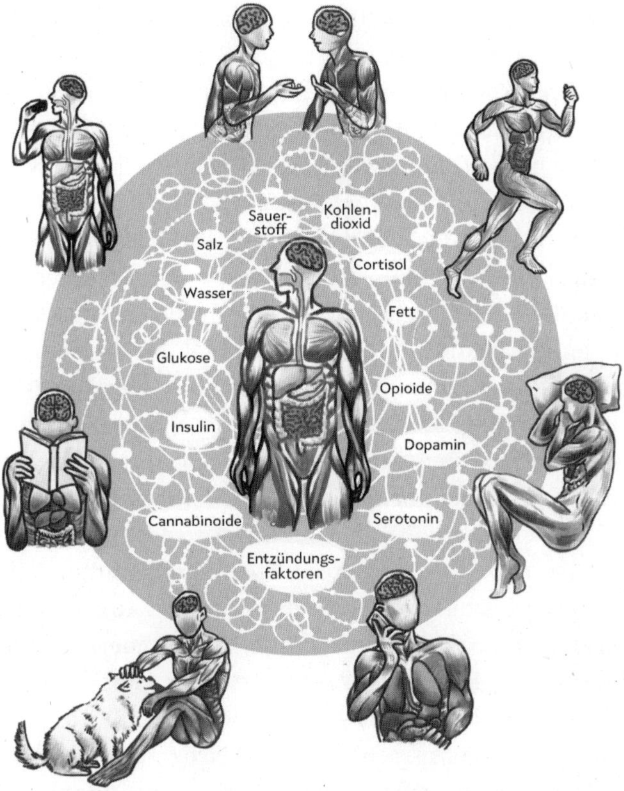

Ihr Gehirn steuert die Buchhaltung für Ihren Körper, was Wasser, Salz, Glukose und viele andere biologische Ressourcen angeht. Wissenschaftler nennen diesen Budgetierungsprozess Allostase.

brauchten einen energieeffizienten Weg zum Überleben, wenn ein hungriger Räuber in der Nähe war. Sollten sie abwarten, ob das gierige Biest auch wirklich auf sie losging, und erst dann erstarren oder sich verstecken? Oder sollten sie im Voraus mit einer möglichen Attacke rechnen und ihren Körper rechtzeitig auf Flucht einstellen?

Wenn es um das Körperbudget geht, ist Vorsicht besser als Nachsicht. Ein Geschöpf, das fluchtbereit war, bevor das Raubtier zuschlug, würde den nächsten Tag eher erleben als eines, das wartete, bis es wirklich angegriffen wurde. Alle, die gute Voraussagen trafen (meistens jedenfalls) oder nicht tödliche Fehler machten, aus denen sie lernten, hatten es gut. Jene, die falsche Voraussagen machten, Bedrohungen nicht erkannten oder Dinge für eine Bedrohung hielten, die keine waren, hatten es schwerer. Sie erforschten ihre Umgebung weniger, fanden weniger Nahrung und pflanzten sich seltener fort.

Der wissenschaftliche Begriff für die Körperbuchführung ist Allostase.[5] Dabei werden die Bedürfnisse des Körpers selbsttätig vorausgesehen, *bevor sie auftreten*. Die Lebewesen des Kambriums erneuerten und verbrauchten Tag für Tag Ressourcen, indem sie ihre Sinne nutzten und sich bewegten. Die Allostase sorgte dafür, dass der Körper – meistens jedenfalls – im Gleichgewicht blieb. Sie durften durchaus etwas verbrauchen, wenn sie dafür sorgten, dass die Vorräte rechtzeitig wieder aufgefüllt wurden.

Wie aber können Tiere wissen, was sie in Zukunft brauchen würden? Ihre beste Informationsquelle ist dabei ihre Vergangenheit: ihr früheres Verhalten in ähnlichen Situationen. Wenn eine Handlung ihnen früher Vorteile verschafft hatte – eine erfolgreiche Flucht oder eine leckere Mahlzeit –, dann würden sie diese vermutlich wiederholen. Alle Tiere, der Mensch eingeschlossen, greifen auf ihre früheren Erfahrungen zurück, um ihren Körper auf bestimmte Handlungen vorzubereiten. Die Vorhersage ist als Fähigkeit derart nützlich, dass sogar Einzeller ihr Handeln planen. Wie sie das anstellen, daran tüfteln Wissenschaftler noch immer.

Stellen Sie sich also eine dieser kleinen kambrischen Kreaturen vor, die durchs Wasser treibt. Über sich nimmt sie etwas wahr, das vielleicht gutes Futter ist. Was nun? Sie kann sich bewegen, aber sollte sie das auch? Denn durch die Bewegung verbraucht sie Energie. Der Aufwand sollte also *der Mühe wert* sein, wirtschaftlich betrachtet.[6] Unser kleiner Kambrier muss also aufgrund seiner früheren Erfahrungen eine Vorhersage treffen, um den Körper auf eine bestimmte Handlung vorzubereiten. Damit meine ich keine bewusste, wohlüberlegte Entscheidung, die das Pro und Contra abwägt. Ich sage vielmehr, dass *irgendetwas* in diesem Geschöpf ablaufen muss, das ihm eine Vorhersage und die ein oder andere Bewegung ermöglicht. Dieses *Irgendetwas* spiegelt eine wertmäßige Einschätzung wider. Der Wert jeder Bewegung hängt eng zusammen mit der Körperbuchführung durch Allostase.

In der Zwischenzeit entwickelten die urzeitlichen Tiere immer größere und komplexere Körper. Das heißt, dass auch ihr Innenleben facettenreicher wurde.[7] Der Amphioxus, der Magen am Stock, hatte fast keine körperlichen Systeme, die er steuern musste. Eine Handvoll Zellen reichte aus, um den Körper im Wasser zu stabilisieren und Nahrung durch das primitive Verdauungssystem zu schleusen. Neuere Tierarten hingegen entwickelten ausgefeilte innere Systeme wie ein kardiovaskuläres System mit einem Herzen, das Blut durch den Körper pumpte; ein Atmungssystem, das Sauerstoff aufnahm und Kohlendioxid entsorgte; und ein anpassungsfähiges Immunsystem, das Infektionen bekämpfte. Systeme wie diese stellten die Körperbuchführung vor neue Herausforderungen. Das ist etwa so, als würden wir ein einzelnes Girokonto mit der Buchhaltung einer großen Firma vergleichen. Diese komplexen Körper brauchten mehr als eine Handvoll Zellen, um sicherzustellen, dass Wasser und Blut und Salz und Sauerstoff und Glukose und Cortisol und Sexualhormone und Dutzende anderer Ressourcen so reguliert wurden, dass der Körper effektiv funktionieren konnte. Sie brauchten eine Kommandozentrale. Ein *Gehirn*.

Während die Tiere also immer größere Körper bekamen mit immer mehr Systemen, die sie aufrechterhalten mussten, entwickelten sie auch immer komplexere Organe zur Körperbuchführung – das heißt: Gehirne. Spulen wir nun ein paar hundert Millionen Jahre vor. Die Erde ist übersät von Geschöpfen mit komplizierten Gehirnen aller Art, zu denen auch das Ihre gehört. Ein Gehirn, das nonstop über 600 Muskeln zur Bewegung orchestriert, das Dutzende verschiedener Hormone reguliert, etwa 7500 Liter Blut am Tag durch den Körper pumpt, Milliarden von Gehirnzellen mit Energie versorgt, Nahrung verdaut, Abfallstoffe ausscheidet und Krankheiten bekämpft, und das im Schnitt für gut und gerne 72 Jahre. Ihre Körperbuchführung ist vergleichbar mit der Buchhaltung eines multinationalen

Konzerns, und Ihr Gehirn ist dieser Aufgabe gewachsen. Außerdem findet diese Körperbuchführung in einer immer komplexeren Welt statt, die von anderen Gehirnen und deren Körpern zusätzlich verkompliziert wird.

Um also zu unserer Ausgangsfrage zurückzukehren: Was ist die wichtigste Aufgabe Ihres Gehirns? Nicht das rationale Denken. Nicht Ihre Gefühle. Nicht Ihre Fantasie, Ihre Kreativität oder Ihr Mitgefühl. Der wichtigste Job Ihres Gehirns ist die Kontrolle über Ihren Körper, um dessen Allostase aufrechtzuerhalten. Das tut es, indem es energetische Anforderungen erkennt, bevor sie auftreten, damit Sie, sobald sie gefordert sind, sinnvolle Aktionen einleiten und überleben können. Ihr Gehirn investiert Ihre Energie in der Hoffnung auf eine gute Rendite, zum Beispiel in Form von Nahrung, Obdach, Zuneigung oder physischen Schutz. Damit Sie die wichtigste Aufgabe der Natur erledigen können: Ihre Gene an die nächste Generation weiterzugeben.

Kurz gesagt: Die wichtigste Aufgabe Ihres Gehirns besteht nicht im Denken, sondern darin, einen kleinen Wurmkörper zu regulieren, der sehr, sehr kompliziert geworden ist.

Natürlich denkt und fühlt und erzeugt Ihr Gehirn tatsächlich Hunderte Erfahrungen, wie zum Beispiel, dieses Buch zu lesen und zu verstehen. Aber all diese mentalen Fähigkeiten sind die Folge seiner eigentlichen Mission, nämlich Sie am Leben zu erhalten, indem es gut mit Ihrem Budget umgeht. Alles, was Ihr Gehirn hervorbringt, von der Erinnerung bis zur Halluzination, von der Ekstase bis zur Scham, ist Teil dieser Mission. Manchmal regelt

Ihr Gehirn das Budget kurzfristig, zum Beispiel wenn Sie Kaffee trinken, um länger wach bleiben und ein Projekt fertigstellen zu können. Es weiß, dass es sich Energie genehmigt, für die Sie am nächsten Morgen einen Aufpreis zahlen müssen. Dann wieder kalkuliert Ihr Gehirn auf lange Sicht, wenn Sie beispielsweise etwas Schwieriges lernen, wie Mathematik oder das Zimmern. Hierfür müssen Sie nachhaltig, über einen längeren Zeitraum hinweg, Energie investieren, aber am Ende hilft Ihnen das beim Überleben und Vorankommen.

Sie und ich erleben nicht jeden Gedanken, jedes Gefühl von Glück, Zorn oder Staunen, jede Umarmung, jede nette Geste und jede Beleidigung als Ein- oder Auszahlung auf oder von unserem Stoffwechselkonto, aber letztlich ist es genau das, was dahintersteckt. Diese Sicht der Dinge lässt Sie besser verstehen, wie Ihr Gehirn funktioniert und wie Sie gesund bleiben können, um ein langes und sinnerfülltes Leben zu führen.

Diese kleine Entwicklungsgeschichte ist der Beginn einer langen Erzählung über Ihr Gehirn und die Gehirne, die Sie umgeben. In den nächsten sieben kurzen Lektionen werden wir von bemerkenswerten wissenschaftlichen Erkenntnissen aus den Neurowissenschaften, der Psychologie und der Anthropologie hören, die das Verständnis dessen, was in unserem Kopf vorgeht, revolutioniert haben. Sie erfahren, was das menschliche Gehirn im Vergleich zu den höchst erstaunlichen Gehirnen vieler anderer Tiere so einzigartig macht. Sie werden entdecken, wie aus dem Gehirn eines Kindes das eines Erwachsenen wird und wie eine einzige menschliche Gehirnstruktur die Ausbildung derart unterschiedlicher Arten von Geist ermöglicht. Wir werden uns sogar mit der Frage nach der Wirklichkeit beschäftigen: Was verleiht uns die Macht, Sitten, Normen und ganze Zivilisationen zu ersinnen?

Dabei greifen wir natürlich immer wieder auf die Körperbuchführung zurück und untersuchen, wie die Vorhersagen des Gehirns sich auf Ihre Handlungen und Erfahrungen auswirken. Und wir werden aufdecken, wie eng Ihr Gehirn mit Ihrem Körper und mit anderen Gehirnen und deren Körpern verbunden ist. Am Ende dieses Buches werden Sie hoffentlich wie ich mit Freude feststellen, dass Ihr Gehirn weit mehr kann als nur denken.

Lektion Nr. 1

Sie haben *ein* Gehirn (nicht drei)

Vor über 2000 Jahren erzählte im antiken Griechenland ein Philosoph namens Platon von einem Krieg. Nicht von einem Krieg zwischen Städten oder Nationen, sondern von einem, der im Menschen selbst stattfindet. Der menschliche Geist, so Platon, sei ein ständiger Kampf zwischen drei inneren Kräften, die unser Verhalten kontrollierten.[8] Eine der Kräfte bildeten unsere grundlegenden Instinkte wie Hunger und Sexualtrieb. Die zweite Kraft setze sich zusammen aus unseren Gefühlen wie Freude, Ärger und Angst. Beide Kräfte sind laut Platon wie Tiere, die unser Verhalten in verschiedenste, mitunter wenig ratsame Richtungen treiben können. Um diesem Chaos entgegenzuwirken, gebe es eine dritte innere Kraft, nämlich das rationale Denken, das die beiden Tiere lenken und uns auf einen zivilisierten, rechtschaffenen Pfad führen soll.

Platons faszinierende Moralgeschichte von den inneren Konflikten ist eines der Lieblingsnarrative der westlichen Zivilisation. Wer von uns hat nie das innere Hin und Her zwischen Verlangen und Vernunft erfahren?

Kein Wunder also, dass die Wissenschaft später Platons geistiges Schlachtfeld auf das menschliche Gehirn projizierte im Versuch, dessen Entwicklung zu erklären.[9] Früher einmal, so hieß es da, seien wir Reptilien gewesen. Unser Reptiliengehirn entstand vor 300 Millionen Jahren und steuerte grundlegende Bedürfnisse wie Essen, Kämpfen und Paarung. Über 100 Millionen Jahre später entwickelte sich das Gehirn so, dass wir nun auch Emotionen hatten; da waren wir dann schon Säugetiere. Schließlich brachte das Gehirn einen rationalen Part hervor, um unsere inneren Tiere zu bändigen. Wir wurden zu Menschen und lebten von da an, uns logisch verhaltend, bis an unser Lebensende.

Diese Version der Entwicklungsgeschichte geht davon aus, dass das menschliche Gehirn aus drei Schichten besteht, die jeweils für Überleben, Fühlen und Denken verantwortlich sind. Man spricht vom Konzept des «dreieinigen Gehirns» (Triune Brain). Die unterste Schicht oder das Reptiliengehirn, das wir angeblich von früheren Reptilien geerbt haben, soll unsere Überlebensinstinkte beherbergen. Die mittlere Schicht, die man als limbisches System bezeichnet, sei verantwortlich für Emotionen und der Erbteil, den uns die prähistorischen Säugetiere hinterlassen haben. Die äußere Schicht, ein Teil der Großhirnrinde,[10] soll nur beim Menschen vorkommen und für das rationale Denken zuständig sein. Sie wird Neocortex (neuer Cortex) genannt. Ein Teil dieses Neocortex, der sogenannte präfrontale Cortex, soll das emotionale und das Reptiliengehirn steuern und unsere irrationalen, animalischen Anteile in Schach halten. Die Verfechter der Theorie vom dreieinigen Gehirn weisen darauf hin, dass der Mensch eine ausgeprägte Großhirnrinde (*Cortex cerebri*) hat. Das nehmen sie als Beleg dafür, dass rationales Denken nur dem Menschen eigen ist.

Ihnen ist vielleicht aufgefallen, dass ich nun zwei Theo-

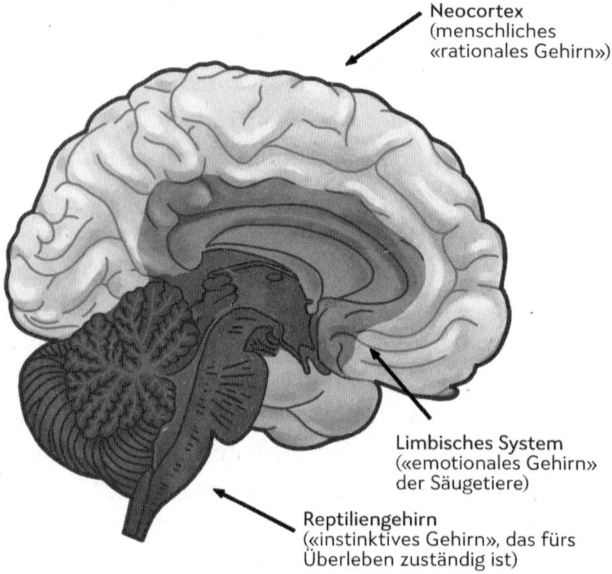

Die Theorie vom dreieinigen Gehirn

rien über die Entwicklung des menschlichen Gehirns vorgestellt habe. In der einleitenden halben Lektion habe ich erzählt, dass Gehirne sich entwickelt haben, um immer anspruchsvollere Systeme für Bewegung und Sinneserfahrung zu steuern, und dass sie die Energiereserven immer komplexerer Körper regulieren. Die Geschichte vom dreieinigen Gehirn aber besagt, das Gehirn habe sich in Schichten entwickelt, damit die Ratio unsere tierischen Triebe und emotionalen Bedürfnisse steuern könne. Wie können wir diese beiden wissenschaftlichen Ideen nun in Einklang bringen?

Glücklicherweise müssen wir das gar nicht, denn eine

von beiden ist schlicht falsch. Die Geschichte vom dreieinigen Gehirn ist einer der erfolgreichsten und verbreitetsten Irrtümer in der Wissenschaft.[11] Sicher handelt es sich dabei um eine faszinierende Geschichte, zumal sie widerspiegelt, wie wir uns gelegentlich fühlen. Wenn unsere Geschmacksknospen sich von einem üppigen Stück saftigen Schokoladenkuchens versucht fühlen, den wir aber aus dem einfachen Grund ablehnen, weil wir gerade gefrühstückt haben, dann verfällt man leicht in den Glauben, unser impulsives Reptiliengehirn habe, unterstützt vom emotionalen limbischen System, uns in Richtung Kuchen gelockt, doch unser heldenhafter rationaler Neocortex habe letztlich über die beiden obsiegt.

Aber das menschliche Gehirn funktioniert nicht so. Negatives Verhalten kommt nicht von urzeitlichen, zügellosen inneren Tieren. Und sinnvolles Verhalten ist nicht das Resultat rationaler Überlegungen. Rationalität und Emotionalität liegen nicht in ewigem Kampf miteinander … ja, sie haben im Gehirn noch nicht einmal getrennte Wohnsitze. (Und seien wir ehrlich: Manchmal braucht man einfach Kuchen zum Frühstück.)

Das Konzept des dreieinigen Gehirns wurde über die Jahre von mehreren Wissenschaftlern vertreten und Mitte des 20. Jahrhunderts von einem Arzt namens Paul MacLean ausformuliert. Er zeichnete das Bild eines Gehirns, das so strukturiert war wie Platons Schlachtfeld. Er belegte seine Theorie mithilfe der besten Technologie, die ihm damals zur Verfügung stand: visuelle Inspektion. Das heißt, er warf einen Blick durchs Mikroskop auf die Gehirne verschiedener toter Eidechsen und Säugetiere (auch

Menschen) und stellte Ähnlichkeiten und Unterschiede allein durch die Draufsicht fest. MacLean kam zu dem Schluss, dass der Mensch neue Gehirnareale besäße, die bei anderen Säugetieren fehlten. Diese bezeichnete er als Neocortex. Im nächsten Schritt fand er heraus, dass Säugetiere Gehirnbereiche besitzen, die Reptilien nicht haben. Diese nannte er dann limbisches System. Und voilà, fertig war eine neue Geschichte der menschlichen Entwicklung.

MacLeans Geschichte vom dreieinigen Gehirn entwickelte in manchen Teilen der Wissenschaftsgemeinde eine ungemeine Zugkraft. Seine Spekulationen waren einfach, elegant und schienen zu Charles Darwins Ideen zur Evolution des menschlichen Erkenntnisvermögens zu passen. Darwin nämlich ging in seinem Buch *Die Abstammung des Menschen* davon aus, dass sich der menschliche Geist zusammen mit dem Körper entwickelt habe, und daher besäße jeder Mensch ein solches urzeitliches, inneres Tier, das wir mithilfe der Erkenntnis zähmten.

Der Astronom Carl Sagan stellte die Idee des dreieinigen Gehirns einem größeren Publikum vor, als er 1977 sein Buch *The Dragons of Eden* veröffentlichte, mit dem er den Pulitzerpreis gewann (die deutsche Ausgabe erschien 1978 zunächst unter dem Titel *Die Drachen von Eden*, später dann unter *… Und werdet sein wie Götter*). Begriffe wie «Reptiliengehirn» und «limbisches System» geistern heutzutage durch alle möglichen populärwissenschaftlichen Bücher, Zeitschriften und Zeitungen. Während ich diese Lektion niederschreibe, habe ich im Supermarkt eine Ausgabe der *Harvard Business Review* entdeckt, die erklären will: «Wie Sie das Reptiliengehirn Ihrer Kunden anregen, um ihnen etwas zu verkaufen.» Gleich daneben eine Ausgabe des *National Geographic*, in der es um die Gehirnareale geht, die das angebliche «Emotionsgehirn» ausmachen.

Weniger bekannt ist hingegen, dass schon zu der Zeit, als *The Dragons of Eden* erschien, die Wissenschaft eindeutige Belege dafür hatte, dass die Vorstellung vom dreieinigen Gehirn falsch war. Diese Erkenntnisse verdankten sich der damals neuesten Analyse der molekularen Struktur von Gehirnzellen, die man *Neuronen* nennt. Schon in den 1990ern wiesen Experten das Konzept des Drei-Lagen-Gehirns weit von sich. Es hielt neueren Untersuchungen mit besseren Instrumenten einfach nicht stand.

Zu MacLeans Zeiten verglichen Wissenschaftler ein Tiergehirn mit dem anderen, indem sie es einfärbten und in hauchdünne Scheiben aufschnitten wie einen edlen Schinken aus dem Feinkostladen. Diese fleckigen Gebilde wurden dann unter dem Mikroskop untersucht. Die Neurowissenschaftler, die sich mit dem Gehirn beschäftigen, machen das auch heute noch, aber sie haben darüber hinaus neuere Methoden zur Verfügung, mithilfe derer sie in die Gehirnzellen gucken können, um die Gene darin zu studieren. Und so stellten sie fest, dass Neuronen von zwei verschiedenen Tierarten zwar ganz anders *aussehen* können, aber immer noch *die gleichen Gene enthalten*, was nahelegt, dass diese Neuronen den gleichen entwicklungsgeschichtlichen Ursprung haben. Wenn wir die gleichen Gene in Menschen- und Rattenneuronen finden, dann kann man davon ausgehen, dass unser letzter gemeinsamer Vorfahr ähnliche Neuronen mit diesen Genen besaß.[12]

Mit diesen Methoden konnten die Wissenschaftler nun herausfinden, dass die evolutionäre Zeit das Gehirn nicht mit neuen Schichten ummantelt, wie es die geologische Zeit mit dem Sedimentgestein macht. Aber das menschliche Gehirn unterscheidet sich doch von dem der Ratten. Woran liegt es also dann, wenn nicht an zusätzlichen neuen Schichten?

Wie sich herausstellte, organisieren Gehirne sich neu, wenn sie entwicklungsgeschichtlich größer werden.[13]

Lassen Sie mich das anhand eines Beispiels erklären: Ihr Gehirn hat vier Neuronencluster oder Gehirnareale, die Ihnen erlauben, Ihre körperlichen Bewegungen zu registrieren, und dabei helfen, einen Tastsinn zu entwickeln. Diese vier Regionen fasst man unter dem Begriff primärer somatosensorischer Cortex zusammen. Im Rattengehirn umfasst der primäre somatosensorische Cortex nur ein Gehirnareal, das jedoch dieselben Aufgaben erledigt wie beim Menschen. Würden wir also das Menschen- und das Rattengehirn unter dem Mikroskop betrachten, wie MacLean es tat, kämen wir vielleicht auf die Idee, dass den Ratten drei somatosensorische Bereiche fehlten, die beim Menschen vorhanden sind. Dann würden wir davon ausgehen, dass diese Regionen sich beim Menschen neu entwickelt hätten – zusammen mit Funktionen, die nur dem Menschen zur Verfügung stehen.

Die Wissenschaft aber stellte fest, dass Ihre vier Areale und das einzelne Areal der Ratte viele gleiche Gene enthalten. Das verrät uns so einiges über den Gang der Evolution: Der letzte gemeinsame Vorfahr von Mensch und Nager, der vor etwa 66 Millionen Jahren lebte, hatte vermutlich ein einziges somatosensorisches Areal, das die gleichen Aufgaben erledigte, wie unsere vier Regionen dies heute tun. Dieses einzelne Areal dehnte sich aus und teilte sich in vier verschiedene Regionen auf, als unsere Vorfahren größere Gehirne und Körper entwickelten, um sozusagen die Verantwortung auf mehr Schultern zu verteilen. Dieses Neuarrangieren verschiedener Gehirnareale – die Aufteilung und die folgende Integration[14] – erzeugt eine komplexere Gehirnstruktur, die einen größeren und komplexeren Körper effizienter versorgen kann.

Es ist eine knifflige Aufgabe, die Gehirne verschiedener Arten zu vergleichen, um herauszufinden, wo Ähnlichkeiten bestehen, denn die Pfade der Evolution sind verschlungen und kaum vorhersagbar. Was Sie sehen, ist keineswegs immer das, was Sie bekommen. Teile, die für das bloße Auge sehr unterschiedlich wirken, können einander genetisch sehr ähnlich sein. Und Teile, die sich genetisch unterscheiden, können fast gleich aussehen. Und selbst wenn Sie die gleichen Gene in den Gehirnen verschiedener Tiere entdecken, können sie doch unterschiedliche Funktionen erfüllen.

Jüngste Forschungsarbeiten auf dem Gebiet der Molekulargenetik zeigen, dass sich die Neuronen von Reptilien beziehungsweise nicht menschlichen Säugetieren und jene der Menschen gleichen,[15] selbst die Neuronen, die den sagenumwobenen menschlichen «Neocortex» bilden. Menschliche Gehirne sind nicht aus denen der Reptilien hervorgegangen, indem sie eigene Areale für Emotionen und rationales Denken entwickelt haben. Stattdessen ist etwas viel Spannenderes passiert.

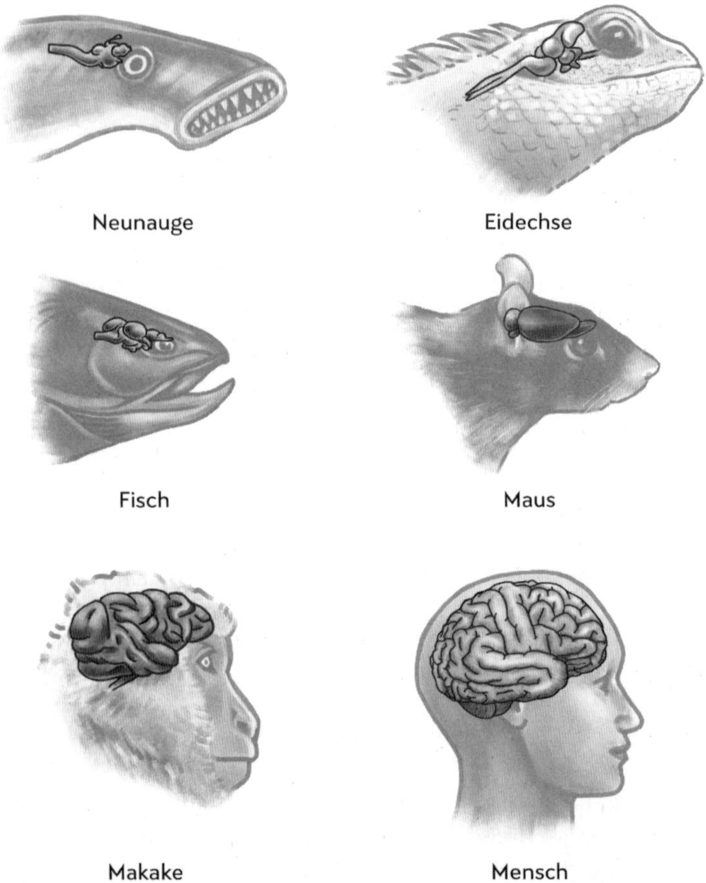

Die Gehirne vieler Tierarten sehen für das bloße Auge sehr unterschiedlich aus.

Wissenschaftler haben erst kürzlich herausgefunden, dass die Gehirne sämtlicher Säugetiere demselben Bauplan folgen, und vermutlich gilt das auch für die Gehirne von Reptilien und anderen Wirbeltieren. Viele Menschen – selbst viele Neurowissenschaftler – wissen das noch nicht. Und jene, die Bescheid wissen, stehen noch ganz am Anfang der Erkundung, was dies denn tatsächlich bedeutet.

Der gewöhnliche Gehirnbauplan wird bereits kurz nach der Empfängnis angelegt,[16] wenn der Embryo anfängt, Neuronen zu produzieren. Die Neuronen, die ein Säugetiergehirn ausmachen, werden in erstaunlich vorhersagbarer Ordnung hergestellt. Diese Ordnung gilt für Mäuse ebenso wie für Ratten, Hunde, Katzen, Pferde, Ameisenbären, Menschen und alle anderen Säugetierarten, die wir bislang kennen. Erste genetische Analysen lassen vermuten, dass sie auch auf Reptilien, Vögel und einige Fische zutrifft. Ja, nach bestem wissenschaftlichem Wissen und Gewissen folgt Ihr Gehirn dem gleichen Bauplan wie das eines blutsaugenden Neunauges.

Wenn die Gehirne so vieler Wirbeltiere sich nach der gleichen Ordnung entwickeln, warum sehen sie dann derart unterschiedlich aus? Weil der Produktionsprozess stufenweise verläuft, und diese Stufen dauern bei den verschiedenen Arten *kürzer oder länger*. Die biologischen Bausteine sind dieselben; was sich unterscheidet, ist das Timing. Die Phase, in der Neuronen für die Großhirnrinde entstehen, ist beim Nagetier kürzer als beim Menschen und bei Reptilien noch einmal deutlich reduzierter. Ihre Großhirnrinde ist also groß, die einer Maus kleiner und die eines Leguans ist winzig (oder gar nicht existent – doch darüber lässt sich streiten). Könnten Sie durch magische Kunstgriffe in die Gehirnentwicklung einer Eidechse eingreifen und dieses Stadium auf die gleiche Länge ausdehnen wie beim Menschen, dann würde daraus etwas entstehen, das der menschlichen Großhirnrinde ähnelt. (Allerdings würde sie anders funktionieren, denn Größe allein ist nicht alles.)

Das menschliche Gehirn hat, verglichen mit dem Gehirn anderer Säugetiere (und vermutlich auch im Vergleich mit dem anderer Wirbeltiere), keine neuen Areale.[17] Diese Entdeckung widerlegt die entwicklungsgeschichtlichen Grundlagen der Idee des dreieinigen Gehirns.

Und was ist mit dem Rest der Geschichte, nämlich dass wir Menschen eine riesige Großhirnrinde haben, die uns zum rationalsten aller Tiere macht? Nun, es stimmt schon, dass der *Cortex cerebri* groß ist und sich über lange Zeit entwickelt hat, was uns ermöglicht, einige Dinge besser zu machen als andere Tiere, wie wir in späteren Lektionen noch sehen werden. Die eigentliche Frage ist jedoch, ob unsere Großhirnrinde im Vergleich mit dem restlichen Gehirn gewachsen ist. Wissenschaftlich ergibt es also mehr Sinn, zu fragen: Ist unsere Großhirnrinde ungewöhnlich groß angesichts der *Größe des gesamten Gehirns*?

Um zu begreifen, warum diese Frage sinnvoller ist, wollen wir eine Analogie bemühen. Überlegen Sie nur mal, wie viele verschiedene Küchen Sie in den Wohnungen anderer Menschen gesehen haben. Manche sind groß, andere klein. Stellen Sie sich vor, Sie stehen in einer riesigen Küche. Nun denken Sie wahrscheinlich: «Wow, die Leute, die hier wohnen, kochen wohl sehr gerne.» Ist das eine logische Schlussfolgerung? Nein. Nicht, wenn Sie nur die

Größe der Küche berücksichtigen. Vielmehr ist wichtig, wie groß die Küche im Vergleich zum Rest der Wohnung ist. Eine große Küche ist in einem großen Haus vollkommen normal. Das ist einfach nur die vergrößerte Version eines ganz normalen Bauplans. Eine große Küche in einer kleinen Wohnung hingegen hat vermutlich einen besonderen Grund, zum Beispiel, dass die Bewohner leidenschaftliche Köche sind.

Das gleiche Prinzip gilt für Gehirne. Ein großes Gehirn mit einem vergleichsweise großen *Cortex cerebri* wäre nichts Besonderes. Und genau das trifft auf uns Menschen zu. *Alle* Säugetiere haben einen vergleichsweise großen Cortex in einem Gehirn, das für ihre Körpergröße groß ausfällt. Unsere Großhirnrinde ist nur die maßstabsgerechte Vergrößerung des kleineren Cortex, den man in Tieren mit kleinerem Gehirn findet, zum Beispiel bei Affen, Schimpansen und vielen Fleischfressern. Und eine maßstabsgerechte Verkleinerung des größeren Cortex, den man in den größeren Gehirnen von Elefanten und Walen findet. Wenn das Gehirn eines Affen zu menschlicher Größe heranwachsen würde, würde seine Großhirnrinde das gleiche Format haben wie die unsere. Elefanten haben einen viel größeren Cortex als wir, aber ein elefantengroßes menschliches Gehirn hätte einen ebenso großen Cortex.

Die Größe unserer Großhirnrinde ist also entwicklungsgeschichtlich nicht neu und erfordert daher auch keine besondere Erklärung. Sie sagt auch nichts darüber aus, wie rational eine Art ist. (Wenn das der Fall wäre, wären unsere größten Philosophen Horton, Babar und Dumbo.)

Westliche Wissenschaftler und Intellektuelle haben diese Idee des großen, rationalen Cortex hervorgebracht und sie viele Jahre lang am Leben erhalten. Die wahre Geschichte dahinter ist: Im Laufe der Evolution sind verschiedene Gene mutiert, sodass bestimmte Phasen der Gehirnentwicklung länger oder kürzer andauerten. Und das hat ein Gehirn hervorgebracht, das proportional größere oder kleinere Teile aufweist.

Sie tragen also keine innere Eidechse oder ein emotionales Tiergehirn in sich. Es gibt kein limbisches System, das für unsere Emotionen verantwortlich ist.[18] Und Ihr (fälschlich) sogenannter Neocortex ist auch nichts Neues: Viele andere Wirbeltierarten haben dieselben Neuronen, die sich bei manchen Tieren zu einer Großhirnrinde entwickeln, wenn die entscheidenden Phasen lange genug andauern. Alles, was Sie über den menschlichen Neocortex, die Großhirnrinde oder den präfrontalen Cortex als Sitz der Vernunft lesen oder über den Frontallappen, der das angebliche Emotionsgehirn steuert, um irrationales Verhalten zu unterdrücken, ist schlicht überholt oder beklagenswert unvollständig. Das dreieinige Gehirn und sein epischer Kampf zwischen Emotion, Instinkt und Ratio sind ein moderner Mythos.[19]

Womit ich nicht sagen will, dass unser großes Gehirn keine Vorteile bietet. (Welche das sind, werden wir in den folgenden Lektionen erkunden.) Es stimmt, dass wir das einzige Tier sind, das Hochhäuser bauen und Pommes frites erfinden kann. Aber diese Fähigkeiten verdanken wir nicht nur unserem großen Gehirn, wie wir bald sehen werden. Außerdem haben andere Tierarten Fähigkeiten entwickelt, welche die unseren in bestimmten Bereichen übertreffen. Wir haben keine Flügel zum Fliegen. Wir können nicht das Fünfzigfache unseres Körpergewichts stemmen. Wir können amputierte Körperteile nicht einfach nachwachsen lassen. Für uns sind das Superkräfte, für viele angeblich «niedere» Arten ist es ihr täglich Brot. Selbst Bakterien sind bei bestimmten Aufgaben besser als wir, zum Beispiel beim Überleben unter schwierigen Umweltbedingungen wie im Weltraum beziehungsweise in unserem Gedärm.

Die natürliche Selektion hatte nicht uns als Ziel – wir sind nur eine interessante Tierart[20] mit einer bestimmten Umweltanpassung, die uns ermöglichte, unter gewissen Bedingungen zu überleben und uns fortzupflanzen. Andere Tierarten sind dem Menschen nicht unterlegen. Sie sind auf einzigartige Weise gut an ihre Umwelt angepasst. Das Gehirn in Ihrem Kopf ist nicht höher entwickelt als das einer Ratte oder einer Eidechse. Es hat sich nur *anders* entwickelt.

Wenn dem so ist, warum ist der Mythos vom Drei-Lagen-Gehirn immer noch so populär? Warum ist in universitären Lehrbüchern immer noch die Rede von einem angeblich von der Großhirnrinde regulierten limbischen System? Und warum bringt man in sündteuren Managementkursen den CEOs aus aller Welt bei, wie sie ihr Reptiliengehirn in den Griff bekommen, wenn dieses Konzept doch schon vor Jahrzehnten von der Wissenschaft widerlegt wurde? Zum Teil wohl einfach, weil die Wissenschaft vermutlich bessere Public-Relations-Experten bräuchte. Hauptsächlich aber, weil das dreieinige Gehirn eine Geschichte ist, die uns eine Sonderstellung zuweist. Mit unserer einzigartigen Fähigkeit zum rationalen Denken, so die Story, haben wir über unsere tierhafte Natur gesiegt und herrschen jetzt über den Planeten. An das dreieinige Gehirn zu glauben heißt, sich den ersten Preis für die Beste Tierart zu verleihen.

Platons Vorstellung vom Krieg zwischen Ratio auf der einen Seite und Gefühlen beziehungsweise Instinkten auf der anderen war lange Zeit die beste Erklärung, die die westliche Kultur für unser Verhalten finden konnte. Wenn Sie Ihre Instinkte und Emotionen angemessen regulieren, dann legen Sie angeblich ein rationales, verantwortungsbewusstes Verhalten an den Tag. Wenn Sie sich nicht rational verhalten, dann gilt Ihr Tun mitunter als unmoralisch. Und wenn Sie sich nicht rational verhalten *können*, werden Sie für psychisch krank erklärt.

Aber was ist «rationales Verhalten» eigentlich? Traditionell betrachtet man es als die Abwesenheit von Emotionen. Das Denken gilt als rational, während das Fühlen angeblich irrational ist. Aber das muss nicht so sein. Manchmal sind Emotionen rational, zum Beispiel, wenn Sie Angst haben, weil Sie in Gefahr sind. Und manchmal ist das Denken alles andere als rational, zum Beispiel, wenn Sie stundenlang durch die sozialen Medien scrollen, weil Sie sich einbilden, dass Sie dabei auf wichtige Informationen stoßen werden.

Vielleicht sollten wir Rationalität anders definieren, nämlich unter dem Gesichtspunkt der Körperbuchführung – der Einteilung von Wasser, Salz, Glukose und anderen Ressourcen, die wir Tag für Tag brauchen. Vor diesem

Hintergrund heißt Rationalität, dass Sie Ihre Ressourcen anzapfen oder auffüllen, damit Sie mit Ihrer unmittelbaren Umgebung bestmöglich zurechtkommen. Nehmen wir an, Sie sind in Gefahr. Dann macht Ihr Gehirn Sie fluchtbereit. Es steuert Ihre Nebennieren, zwei Drüsen, die auf Ihren Nieren sitzen und Sie mit Cortisol vollpumpen. Dieses Hormon erlaubt Ihnen, schnell enorme Mengen Energie aufzubringen. Durch die Brille des dreieinigen Gehirns gesehen, ist das kein rationales, sondern instinktives Handeln. Aus der Perspektive der Körperbuchführung aber ist der Cortisolschub sehr wohl rational, weil Ihr Gehirn eine kluge Investition in Ihr Überleben und das Ihrer möglichen Nachkommen tätigt.

Wenn keine Gefahr in Sicht wäre, Ihr Körper sich aber trotzdem auf Flucht vorbereitete, wäre das dann irrationales Verhalten? Das hängt ganz vom Kontext ab. Nehmen wir an, Sie sind als Soldat in einem Kriegsgebiet unterwegs, wo Sie ständig Bedrohungen ausgesetzt sind. Dann wäre es nur sinnvoll, wenn Ihr Gehirn häufiger als gewöhnlich eine Bedrohungssituation vorhersieht. Manchmal flutet es Ihren Körper mit Cortisol, obwohl keine Gefahr besteht. In gewissem Sinne wäre ein solcher falscher Alarm eine sinnlose Verschwendung von Ressourcen und daher irrational. Aber in einem Kriegsgebiet ist der falsche Alarm aus der Perspektive der Körperbuchführung trotzdem rational. Denn Sie verschwenden dadurch möglicherweise zwar für den Augenblick Ressourcen, auf lange Sicht aber überleben Sie so eher.

Selbst wenn Sie aus dem Kriegsgebiet nach Hause zurückkehren und in Sicherheit sind, schlägt Ihr Gehirn immer noch falschen Alarm, wenn Sie unter einer posttraumatischen Belastungsstörung (PTBS) leiden. Doch selbst dieses Verhalten kann als rational betrachtet werden. Ihr Gehirn schützt Sie vor Gefahren, die es für real hält, auch wenn diese häufigen «Auszahlungen» Ihr Körperkonto belasten. Das Problem hat damit zu tun, was Ihr Gehirn glaubt. Die Auszahlungen passen nicht zu Ihrer neuen Umgebung, weil Ihr Gehirn sich ihr noch nicht angepasst hat. Was wir als psychische Störung bezeichnen, ist vielleicht eine kurzfristige rationale Körperbuchung, die nicht im Einklang steht mit der unmittelbaren Umgebung, den Bedürfnissen anderer Menschen oder Ihren eigenen Interessen.

Rationales Verhalten heißt also, dass Sie in einer bestimmten Situation eine sinnvolle Entscheidung über Ihr Körperbudget treffen. Wenn Sie intensiv trainieren, wird viel Cortisol in Ihre Blutbahn ausgeschüttet, und Sie fühlen sich vielleicht unwohl. Doch wir halten intensives Training trotzdem für rational, weil es uns auf Dauer gesund hält. Der Cortisolausstoß, der erfolgt, weil Sie von einem Kollegen kritisiert werden, kann ebenfalls rational sein, weil er mehr Glukose verfügbar macht, was Ihnen hilft, etwas Neues zu lernen.

Wenn man diese Ideen ernst nimmt, erschüttern sie das Fundament aller möglichen geheiligten Institutionen in unserer Gesellschaft. Nehmen wir nur mal die Justiz. Heute argumentieren Anwälte, dass ihre Klienten, von leidenschaftlichen Gefühlen überwältigt, jede Vernunft über Bord warfen und daher nicht für ihr Tun voll verantwortlich gemacht werden können. Aber leidenschaftliche

Gefühle sagen noch nichts darüber aus, ob rational oder irrational gehandelt wurde. Oder gar, ob Ihr sogenanntes Emotionsgehirn Ihr angeblich so rationales Gehirn gekapert hat. Denn möglicherweise sind diese Gefühle nur Belege dafür, dass Ihr Gehirn Ressourcen investiert, weil es künftigen Lohn erwartet.

Viele weitere Institutionen gehen davon aus, dass der Geist mit sich selbst Krieg führt. In den Wirtschaftswissenschaften haben wir es immer noch mit einem Verhaltensmodell zu tun, das zwischen rationalen und emotionalen Investitionsentscheidungen klar trennt. In der Politik sind wir mit Führungspersönlichkeiten konfrontiert, die klare Interessenskonflikte zeigen. Früher haben sie Lobbyarbeit für Industriezweige betrieben, die sie jetzt regulieren sollen. Und auch diese Menschen meinen, sie könnten ihre Gefühle beiseitelassen und rationale Entscheidungen treffen, die für die Menschen das Beste bedeuten.

Sie haben *ein* Gehirn, nicht drei. Und um Platons Idee des inneren Schlachtfelds endlich zu überwinden, müssen wir grundlegend neu darüber nachdenken, was es heißt, rational zu handeln, und was es heißt, verantwortlich für unser Tun zu sein. Vielleicht auch darüber, was es bedeutet, ein Mensch zu sein.

Lektion Nr. 2
Ihr Gehirn ist ein Netzwerk

Die klugen Gehirne dieses Planeten machen sich schon seit Jahrtausenden Gedanken über das Gehirn. Aristoteles hielt es für die Kühlkammer des Herzens, vergleichbar dem Kühler in Ihrem Auto. Die Philosophen des Mittelalters glaubten, dass die menschliche Seele in den Höhlungen des Gehirns ihre Heimstatt habe. Und im 19. Jahrhundert kamen die Phrenologen auf die Idee, dass das Gehirn eine Art Puzzle sei und jedes Teilchen eine andere menschliche Eigenschaft hervorbringe, zum Beispiel «Selbstachtung», «Zerstörungswut» und «eheliche Liebe».

Eine Kühlkammer, eine Behausung für die Seele, ein Puzzle – all dies sind Metaphern, die uns helfen sollten zu begreifen, was das Gehirn ist und wie es arbeitet.

Und auch heute noch kursieren allerhand angebliche Fakten über das Gehirn, die aber nichts weiter sind als Metaphern. Haben Sie beispielsweise gehört, dass die linke Gehirnhälfte für die Logik zuständig ist und die rechte für Kreativität, dann ist das eine Metapher. Wie die Vorstellung, das Gehirn habe ein «System 1» für schnelle Instinktreaktionen und ein «System 2» für langsame, wohlüberlegte Informationsverarbeitung. Diese Metapher stammt aus dem Buch *Schnelles Denken, langsames Denken* des Psychologen Daniel Kahneman. (Wobei Kahneman deutlich sagt, dass es sich bei diesen Bezeichnungen um Metaphern handelt, doch die meisten Menschen verstehen sie als exakte Beschreibungen der Gehirnstruktur.) Manche Wissenschaftler stellen den menschlichen Geist als Ansammlung von «mentalen Organen» für Angst, Mitgefühl, Eifersucht und andere psychische Überlebensprogramme dar, aber das Gehirn selbst ist nicht so strukturiert. In Ihrem Gehirn gehen auch keine Lämpchen an, wenn es aktiv wird, so als wären einige Areale an- und andere abgeschaltet. Es legt Erinnerungen nicht wie in einer Computerdatei ab, die wir später wieder öffnen können. All diese Ideen sind Metaphern, geboren aus Überlegungen, die Leute zum Gehirn angestellt haben. Doch diese Konzepte sind mittlerweile veraltet.

Wenn echte Gehirne also nicht so funktionieren, wie diese Metaphern es suggerieren, und auch das dreieinige Gehirn ein Mythos ist: Welche Art von Gehirn haben wir dann, das uns zu dem Lebewesen macht, das wir sind? Welche Art Gehirn gibt uns die Fähigkeit zum Kooperieren, zum Sprechen und zum Erraten der Gedanken und Gefühle anderer Menschen? Welche Art von Gehirn ist *nötig*, um einen menschlichen Geist hervorzubringen?

Die Antwort auf diese Frage beginnt mit einer wichtigen Einsicht. Ihr Gehirn ist ein Netzwerk[21] – eine Ansammlung verschiedener Elemente, die so miteinander verbunden sind, dass sie als Einheit funktionieren. Sie sind doch sicher mit anderen Netzwerken vertraut, die uns umgeben. Das Internet ist ein Netzwerk miteinander verknüpfter Geräte. Ein Ameisenhügel ist ein Netzwerk von Kammern unter der Oberfläche, die durch Tunnel verbunden sind. Ihr soziales Netz ist eine Ansammlung von

Menschen, die miteinander in Kontakt stehen. Und Ihr Gehirn ist ein Netzwerk von 128 Milliarden Neuronen,[22] die zu einer einzigen massiven und gleichzeitig flexiblen Struktur verwoben sind.

Das Gehirnnetzwerk ist keine Metapher.[23] Es ist eine Beschreibung, die auf der momentan besten wissenschaftlichen Erklärung zur Entwicklung des Gehirns, seiner Struktur und seiner Funktion fußt. Und wie Sie sehen werden, bringt uns die Netzwerkstruktur dem Verständnis dessen näher, was Ihrem Gehirn ermöglicht, Ihren Geist hervorzubringen.

Wie aber wird aus 128 Milliarden einzelner Neuronen ein einziges Netzwerk? Ganz allgemein gesprochen, sieht jedes dieser Neuronen aus wie ein stark verzweigter Baum:[24] buschige Zweige oben, ein langer Stamm und Wurzeln unten. (Ja, ich weiß, das ist auch eine Metapher!) Die vielen Zweige, die man Dendriten nennt, empfangen Signale von anderen Neuronen. Der Stamm, das Axon, leitet Signale durch seine Wurzeln an andere Neuronen.

Ihre 128 Milliarden Neuronen tauschen Tag und Nacht Botschaften miteinander aus. Wenn ein Neuron «feuert», saust ein elektrisches Signal aus dem Zellkörper den Stamm hinab zu den Wurzeln. Die Wurzeln schicken daraufhin chemische Stoffe in den Spalt zwischen den Neuronen, zu der Synapse genannten Verbindungsstelle. Diese chemischen Stoffe werden von den Dendriten eines anderen Neurons aufgefangen, was dieses wieder zum Feuern anregt. Et voilà, ein Neuron hat an ein anderes eine Information weitergegeben.

Dieses Zusammenspiel von Axonen, Dendriten und Sy-

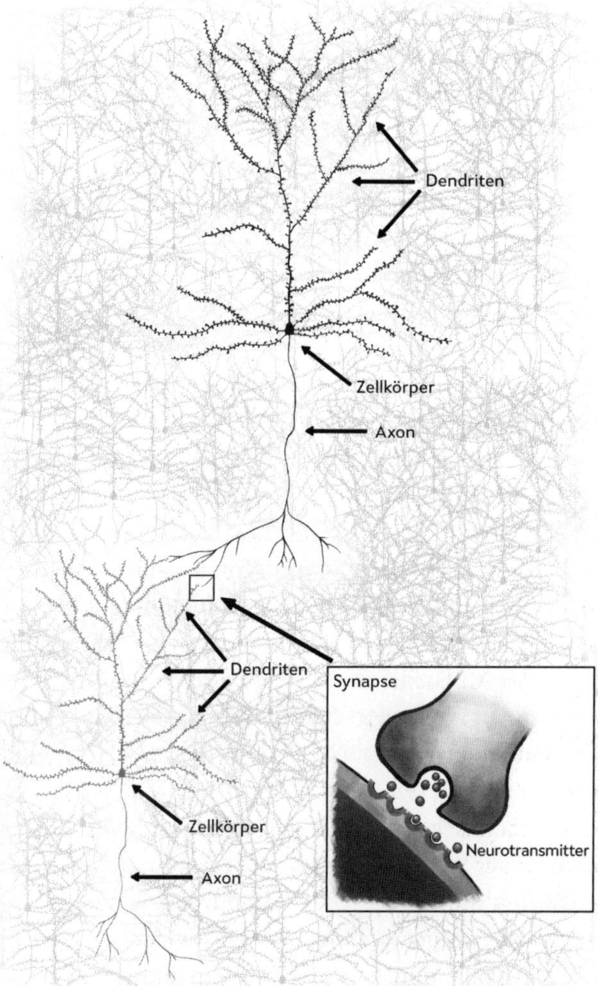

Neuronencluster, verbunden durch Knotenpunkte

napsen verbindet Ihre 128 Milliarden Neuronen zu einem Netzwerk. Der Einfachheit halber werde ich es künftig als die «Verschaltung» Ihres Gehirns bezeichnen.[25]

Ihr Gehirnnetzwerk ist immer aktiv. Ihre Neuronen lungern nie einfach müßig herum und warten auf Signale aus der Außenwelt, um dann ihr Feuerwerk zu zünden. All Ihre Neuronen plaudern ständig miteinander, durch eben diese Verschaltung. Ihre Kommunikation verläuft vielleicht mal mehr oder weniger angeregt, je nachdem, was in der Welt draußen und in Ihrem Körper vorgeht. Aber das Gespräch erlahmt nie vollständig – bis Sie sterben.

Die Kommunikation im Gehirn ist ein Balanceakt zwischen Geschwindigkeit und Kosten. Jedes Neuron gibt Informationen direkt nur an ein paar tausend andere Neuronen weiter und erhält Informationen von mehr oder weniger tausend anderen. Das sind schon über 500 Billionen Verbindungen von Neuron zu Neuron. Das ist ziemlich viel, aber die Zahl wäre noch bedeutend größer, wenn jedes Neuron direkt mit *jedem* anderen Neuron im Netzwerk in Verbindung stünde. Solch eine Struktur würde so viel mehr Verbindungen erforderlich machen, dass Ihr Gehirn nicht genug Ressourcen zur Verfügung hätte, um alle aufrechtzuerhalten.

Sie haben also ein sparsameres Schaltmodell, das ein bisschen so organisiert ist wie der globale Luftverkehr. (Richtig, schon wieder eine Metapher.) Der globale Flugverkehr ist ein Netzwerk aus rund 17 000 Flughäfen weltweit. Wo Ihr Gehirn elektrische und chemische Signale weitergibt, transportiert das Luftfahrtsystem Passagiere (und wenn wir Glück haben, auch unser Gepäck). Jeder

Flughafen ist nur mit *einigen* anderen Flughäfen direkt verbunden, aber keineswegs mit allen. Denn dann würden Milliarden Flüge mehr benötigt, und das ganze System würde zusammenbrechen: kein Kerosin, keine Piloten, keine Landebahnen. Stattdessen entlasten einige Flughäfen das System, indem sie als Knotenpunkte dienen. Es gibt keinen direkten Flug von Lincoln in Nebraska nach Rom in Italien. Also fliegen Sie zuerst von Lincoln zu einem der Knotenpunkte wie dem Newark International Airport in New Jersey. Dort besteigen Sie eine Langstreckenmaschine nach Rom. Manchmal müssen Sie sogar drei Flüge nehmen und zwei Knotenpunkte ansteuern. Das Knotenpunktsystem ist flexibel und skalierbar. Es ist das Rückgrat des internationalen Reiseverkehrs. So können alle Flughäfen am weltweiten Verkehr teilhaben, auch wenn sie in erster Linie die jeweilige Region bedienen.

Ihr Gehirnnetzwerk ist recht ähnlich organisiert. Seine Neuronen sind zu Clustern gruppiert, die quasi als Flughäfen fungieren. Die meisten Verbindungen in und aus dem Cluster gehen zu lokalen Zielen. Wie ein normaler Flughafen ist der Cluster in erster Linie für den Vor-Ort-Verkehr zuständig. Einige Cluster aber sind Knotenpunkte. Sie sind mit vielen anderen Clustern eng verknüpft. Einige ihrer Axone durchmessen das ganze Gehirn und bilden Langstreckenverbindungen. Die Knotenpunkte des Gehirns machen, wie die im Flugverkehr, ein komplexes System effizient. So können die meisten Neuronen am globalen Verkehr teilhaben, auch wenn sie im Grunde vorzugsweise lokal operieren. Diese Knotenpunkte sind das Rückgrat der Kommunikation im Gehirn.

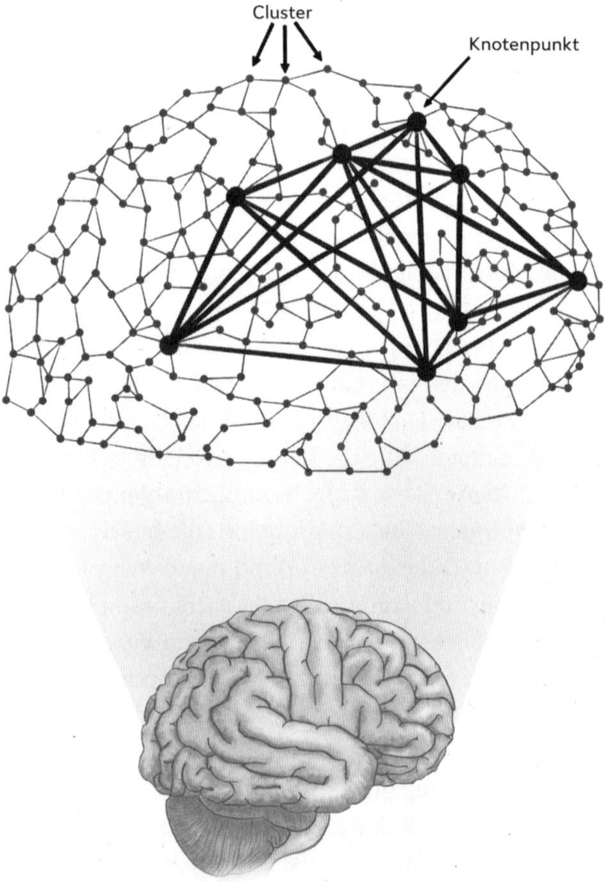

Neuronen und ihre Verschaltung

Die Knotenpunkte stellen die kritische Infrastruktur dar. Wenn ein großer Flughafen wie Newark oder London Heathrow in die Knie geht, hat das Auswirkungen auf der ganzen Welt. Stellen Sie sich vor, was erst passiert, wenn ein Knotenpunkt im Gehirn zusammenbricht: Schäden an dieser Stelle bringt man in Verbindung mit Depressionen, Schizophrenie, Dyslexie, chronischen Schmerzen, Demenz, Parkinson und anderen Krankheiten. Knotenpunkte sind besonders anfällig, weil sie für Effizienz sorgen. Sie machen es möglich, ein menschliches Gehirn in einem menschlichen Körper zu steuern, ohne das Körperkonto zu plündern.

Sie können sich für diese schlanke und leistungsstarke Knotenpunktstruktur bei der natürlichen Selektion bedanken. Die Wissenschaft spekuliert, dass sich die Neuronen entwicklungsgeschichtlich so organisiert haben, weil diese Art Netzwerk stark und schnell ist, gleichzeitig aber energieeffizient und immer noch klein genug, um in Ihren Schädel zu passen.

Die physische Struktur Ihres Gehirns ist dabei nicht statisch. Das Netzwerk wandelt sich ständig. Manche Veränderungen gehen extrem schnell vonstatten. Die Verschaltung Ihres Gehirns badet förmlich in Chemikalien, die die lokalen Verbindungen zwischen Neuronen ermöglichen, sodass Signale den Synapsenspalt zügig überwinden können. Diese chemischen Stoffe, wie etwa Glutamat, Serotonin und Dopamin, nennt man Neurotransmitter. Sie machen es den Signalen je nachdem leichter oder schwerer, von Neuron zu Neuron weiterzuwandern. Im Grunde muss man sich das so vorstellen wie das Personal am

Flughafen, das Tickets kontrolliert, die Sicherheitschecks durchführt und als Bodenpersonal das Flugzeug betankt. Diese Leute können den Fluss der Passagiere am Flughafen beschleunigen oder verlangsamen. Ohne sie ist kein Flug möglich.

Diese Netzwerkveränderungen passieren schnell und ständig, auch wenn Ihre physische Gehirnstruktur unverändert bleibt. Einige dieser Stoffe, zum Beispiel Serotonin und Dopamin, wirken anregend beziehungsweise hemmend auf *andere Neurotransmitter*. In diesem Fall sprechen wir von Neuromodulatoren. Sie sind wie das Wetter zwischen den Flughäfen: Bei klarem Himmel sind die Flugzeuge flott unterwegs. Ist es stürmisch, bleiben sie am Boden oder werden über andere Flughäfen umgeleitet. Neuromodulatoren und Neurotransmitter zusammen machen es möglich, dass Ihr Gehirn mit nur einer Struktur Billionen verschiedener Aktivitätsmuster bilden kann.

Andere Netzwerkveränderungen geschehen langsamer. So wie ein Flughafen seine Terminals auf- und umbaut, so wird auch Ihr Gehirn ständig modelliert. Neuronen sterben ab, und in manchen Teilen des Gehirns entstehen neue. Die Verbindungen werden mehr oder weniger zahlreich, und sie verstärken sich, wenn Neuronen zusammen feuern, beziehungsweise schwächen sich ab, wenn sie das nicht tun. Diese Veränderungen sind Beispiele für das, was Wissenschaftler Plastizität nennen, und sie passieren, solange Sie leben. Immer wenn Sie etwas lernen – den Namen eines neuen Freundes zum Beispiel oder eine interessante Tatsache aus den Nachrichten –, wird diese Erfahrung Teil Ihrer Verschaltung, und Sie können sich künftig daran erinnern. Mit der Zeit können diese neuen Codierungen die Verschaltung verändern.

Doch Ihr Netzwerk verändert sich auch auf andere Weise. Wenn die Neuronen ihre Gesprächspartner wechseln, dann kann jedes einzelne Neuron verschiedene Rollen annehmen. Ihre Sehfähigkeit beispielsweise ist so eng mit einer Gehirnregion namens Okzipitalcortex verknüpft, dass man dieses Areal den «visuellen Cortex»[26] nennt, ungeachtet der Tatsache, dass die Neuronen dort auch Informationen verarbeiten, die ihnen von Ohr und Tastsinn geliefert werden. Lässt man Menschen mit einer normalen Sehfähigkeit mehrere Tage lang eine Augenbinde tragen[27] und bringt ihnen bei, die Blindenschrift (Braille) zu lesen, dann zeigt sich, dass die Neuronen im visuellen Cortex eher Tastinformationen verarbeiten. Legen sie die Augenbinde wieder ab, verschwindet der Effekt innerhalb von 24 Stunden. Kommen Babys mit einer angeborenen Linsentrübung zur Welt, sodass sie gar nichts sehen können, werden die Neuronen im visuellen Cortex für andere Aufgaben eingesetzt.

Manche Neuronen in Ihrem Gehirn sind so flexibel vernetzt, dass ihre Hauptaufgabe im Multitasking besteht. Ein Beispiel ist jener Teil des berühmten präfrontalen Cortex, der dorsomedial («zum Rücken und zur Körpermitte») liegt. Dieses Gehirnareal ist mit der Körperbuchführung beschäftigt, aber auch mit Erinnerungen, Emotionen, Wahrnehmung, Entscheidungsfindung, Schmerz, moralischen Urteilen, Vorstellungskraft, Sprache, Mitgefühl und vielem mehr.

Im Allgemeinen hat kein Neuron nur eine einzige psychische Funktion. Allerdings kann ein Neuron mit einer gewissen Wahrscheinlichkeit eher diese Funktion als eine andere ausführen. Selbst wenn Wissenschaftler ein Gehirnareal nach dieser Funktion benennen, zum Beispiel den «visuellen Cortex» oder das «Sprachnetzwerk», so zeigt dies nur, wofür dieser Wissenschaftler sich damals gerade interessierte, und nicht, dass das betreffende Gehirnareal ausschließlich für diese Aufgabe reserviert ist. Ich will damit nicht sagen, dass jedes Neuron alle Aufgaben erfüllen kann, aber jedes Neuron kann *mehr als eine Funktion* übernehmen. Genauso wie ein Flughafen Maschinen bereitstellen, Tickets verkaufen und mieses Essen anbieten kann.

Auch können unterschiedliche Gruppen von Neuronen das gleiche Resultat bewirken. Versuchen wir es mal so: Greifen Sie nach etwas, das vor Ihnen liegt, Ihr Handy vielleicht oder ein Schokoriegel. Dann ziehen Sie die Hand zurück und greifen gleich wieder danach. Selbst eine so einfache Aktion wie diese kann, wenn sie mehr als einmal ausgeführt wird, von unterschiedlichen Neuronengruppen gesteuert werden. Dieses Phänomen nennt man *Degeneration* (*degeneracy*).

Die Wissenschaft geht mittlerweile davon aus, dass alle biologischen Systeme über diese Komponente verfügen. In der Genetik beispielsweise kann die gleiche Augenfarbe von verschiedenen Genkombinationen hervorgebracht werden. Auch Ihr Geruchssinn funktioniert so und Ihr Immunsystem ebenfalls. Auch Transportsysteme kennen dieses Phänomen. Sie können von London nach Rom mit verschiedenen Airlines, verschiedenen Flügen, verschiedenen Flugzeugmodellen, auf verschiedenen Sitzplätzen und mit verschiedenen Flugbegleitern fliegen. Manchmal übernimmt der Copilot für den Piloten. *Degeneration* im Gehirn heißt, dass Ihre Handlungen und Erfahrungen sich auf unterschiedlichste Art und Weise herausbilden können. Wann immer Sie Angst haben, kann das Gehirn dieses Gefühl mit verschiedenen Neuronengruppen steuern.

Mittlerweile ist wohl klar, warum es sinnvoll ist, das Gehirn als Netzwerk zu verstehen. Diese Sichtweise erklärt so viele Charakteristika des dynamischen Verhaltens Ihres Gehirns: langsamer Wandel durch Plastizität, schnelle Veränderung durch Neurotransmitter und Neuromodulatoren und die Flexibilität, mit der Neuronen mehrere Aufgaben erledigen.

Die Organisation als Netzwerk bietet noch einen weiteren Vorteil. Sie stattet das Gehirn mit einer Eigenschaft aus, die von immenser Bedeutung ist, wollen wir verstehen, wie im menschlichen Gehirn der menschliche Geist entsteht. Diese Eigenschaft nennt sich *Komplexität*. Damit ist die Fähigkeit des Gehirns gemeint, sich selbst so zu organisieren, dass es eine *gigantische Zahl verschiedener neuronaler Muster* hervorbringen kann.

Ein komplexes System besteht üblicherweise aus verschiedenen, miteinander agierenden Teilen, die zusammenarbeiten und sich abstimmen, um viele verschiedene Aktivitätsmuster zu erzeugen. Der globale Flugverkehr ist ein komplexes System, weil seine Komponenten – Check-in, Lotsen, Piloten, Flugzeuge, Bodenpersonal und so weiter – voneinander abhängig sind, damit das Ganze funktioniert. Das Verhalten eines komplexen Systems ist mehr als die Summe seiner Bestandteile.

Diese Komplexität stellt sicher, dass das Gehirn auf alle möglichen Situationen flexibel reagieren kann. Es öffnet die Tür, damit wir abstrakt denken, uns mündlich exakt ausdrücken, uns eine von der Gegenwart verschiedene Zukunft vorstellen und kreativ und innovativ Flugzeuge, Hängebrücken und Saugroboter ersinnen können. Diese Komplexität hilft uns auch, uns die Welt außerhalb unserer unmittelbaren Umgebung vorzustellen, ja sogar den Weltraum, ebenso wie Vergangenheit beziehungsweise Zukunft. Und das in einem Ausmaß, wie kein anderes Tier dies kann. Es ist jedoch nicht allein die Komplexität, die uns diese Fähigkeiten verleiht; viele andere Tiere haben ebenfalls komplexe Gehirne. Aber Komplexität ist eine unverzichtbare Voraussetzung für all diese Fähigkeiten, und das menschliche Gehirn hat davon mehr als genug.

Was aber heißt nun Komplexität in Bezug auf das Gehirn? Stellen Sie sich Milliarden von Neuronen vor, die Signalströme zu anderen Neuronen schicken, und zwar alle zur gleichen Zeit. Unterstützt von Neurotransmittern, Neuromodulatoren und anderem dynamischem Schnickschnack. Das Ganze ergibt ein «Muster» der Gehirnaktivität. Komplexität bedeutet, dass Ihr Gehirn eine enorme Anzahl verschiedener Muster erzeugen kann, indem es einzelne Teile früherer Muster miteinander kombiniert. Das Resultat ist ein Gehirn, das in einer Welt sich ständig verändernder Situationen seinen Körper effektiv managt, indem es auf Muster zurückgreift, die ihm in der Vergangenheit geholfen haben, und neue Muster generiert und ausprobiert. Manche Wissenschaftler glauben, dass es die Komplexität ist, die dem Hirn ein Bewusstsein gibt.

Ein System besitzt einen «höheren» oder «niedrigeren» Grad von Komplexität,[28] je nachdem, wie viel Information es verarbeiten kann, indem es sich selbst rekonfiguriert. In dieser Hinsicht ist der globale Luftreiseverkehr hochkomplex. Durch Kombination verschiedener Routen können die Passagiere nahezu an jeden Ort fliegen. Und wird ein neuer Flughafen eröffnet, kann sich das System neu ordnen, um ihn zu integrieren. Wird ein Flughafen hingegen von einem Tornado zerstört, ist der Flugverkehr zwar für eine Weile gestört, aber die Airlines umgehen dieses Problem einfach. Ein System mit niedriger Komplexität kann sich nicht so gut selbst neu konfigurieren. Der globale Luftreiseverkehr hätte eine deutlich geringere Komplexität, wenn auf jeder Route nur ein Flugplan möglich wäre oder wenn alle Flugzeuge einen bestimmten Knotenpunkt anfliegen müssten. Ginge dieser dann verloren, käme das ganze System zum Stillstand.

Wir können uns die Idee der höheren beziehungsweise niedrigeren Komplexität klarmachen, wenn wir uns zwei imaginäre Gehirne vorstellen, die beide weniger komplex sind als das Ihre. Das erste fiktive Gehirn hat, wie das Ihre, 128 Milliarden Neuronen, aber jedes Neuron ist mit allen anderen verbunden. Wenn ein Neuron das Signal erhält, die Frequenz zu ändern, mit der es feuert, dann verändern sich auch alle anderen Neuronen, weil sie alle miteinander in Verbindung stehen. Wir nennen dies das «Hackbratenhirn»[29], weil seine Struktur so homogen ist. Funktionell gesprochen hat das Hackbratenhirn eine niedrigere Komplexität als das Ihre, weil seine 128 Milliarden Elemente zu jeder Zeit wie ein einziges Element agieren.

Das zweite imaginäre Gehirn hat ebenfalls 128 Milliarden Neuronen, aber es ist in einzelne Puzzleteilchen aufgeteilt, die bestimmte Funktionen regeln – Sehen, Hören, Schmecken, Tasten, Denken, Fühlen und so weiter. Wie das Gehirn eben, das sich die Phrenologen im 19. Jahrhundert vorgestellt haben. Dieses Gehirn ist eine Ansammlung spezialisierter Werkzeuge, die zusammenarbeiten – daher nennen wir es das «Taschenmesserhirn»[30]. Dieses Gehirn verfügt über eine höhere Komplexität als das Hackbratenhirn, ist aber trotzdem wesentlich weniger komplex als das Ihre, denn jedes einzelne Werkzeug trägt nur wenig zur Gesamtzahl der Muster bei, die das Taschenmesserhirn erzeugen kann. Ein echtes Taschenmesser mit, sagen wir mal, 14 Werkzeugen kann etwa 16 000 Zustände einnehmen (2^{14}, um genau zu sein).[31] Würden wir ein 15. Werkzeug hinzufügen, würde sich die Anzahl seiner möglichen Zustände nur verdoppeln. Die Neuronen in Ihrem Gehirn aber können verschiedene Funktionen erfüllen, was die Anzahl der verschiedenen Zustände exponentiell erhöht. Würden Sie Ihrem 14-teiligen Taschenmesser für jedes Werkzeug eine zusätzliche Funktion hinzufügen (beispielsweise indem Sie die Klinge als Flaschenöffner benutzen oder den Schraubenzieher zum Löcherstechen), dann würde sich die Gesamtzahl der möglichen Muster von 16 000 (2^{14}) auf weit über vier Millionen (3^{14}) erhöhen. Anders gesagt: Wenn die vorhandenen Gehirnareale flexibler werden, erhalten wir *sehr viel mehr* Komplexität, als wenn wir nur einzelne Regionen hinzufügen würden.

Das Hackbratenhirn und das Taschenmesserhirn mögen

bestimmte Vorzüge haben, aber ein Gehirn mit hoher Komplexität ist ihnen allemal überlegen: Es hat zum Beispiel ein besseres Erinnerungsvermögen. Ein Gehirn legt Erinnerungen nicht so ab wie ein Computer – es rekonstruiert sie vielmehr auf Anfrage aus Häppchen elektrochemischer Aktivität. Wir sagen dazu «erinnern», in Wirklichkeit geht es eher um «zusammensetzen». Ein komplexes Gehirn kann sehr viel mehr Erinnerungen zusammenbauen als das Hackbraten- oder das Taschenmesserhirn. Und immer, wenn Ihr Gehirn die (scheinbar) gleiche Erinnerung zusammensetzt, kann dies auf unterschiedliche Weise durch unterschiedliche Neuronen passieren. (Das ist mit *Degeneration* gemeint.)

Gehirne von höherer Komplexität sind auch kreativer. Ein komplexes Gehirn kann vergangene Erfahrungen auf neue Weise kombinieren, um Situationen zu meistern, vor denen sein «Besitzer» noch nie gestanden hat, zum Beispiel einen neuen Berg oder eine neue Treppe zu ersteigen, ohne zu stolpern, weil er in der Vergangenheit schon ähnliche Aufstiege bewältigt hat. Komplexe Gehirne können sich auch schneller an veränderte Umweltbedingungen anpassen, die eine andere Körperbuchführung erfordern. Das ist einer der Gründe, warum Menschen so erfolgreich in verschiedenen Klimazonen beziehungsweise unter unterschiedlichsten sozialen Bedingungen leben können. Wenn Sie Ihren Wohnsitz vom Äquator nach Nordeuropa verlegen oder aus einer wenig reglementierten Kultur in eine mit rigideren Normen wechseln, können Sie sich mit einem komplexeren Gehirn schneller auf die veränderten Umstände einstellen.

Außerdem ermöglicht die höhere Komplexität, dass das Gehirn Verletzungen besser wegsteckt. Wenn eine Gruppe von Neuronen nicht mehr funktioniert, kann eine andere deren Aufgaben übernehmen. Das ist einer der Gründe, weshalb komplexe Gehirne von der natürlichen Selektion bevorzugt wurden. Das Taschenmesserhirn besitzt diese Fähigkeit nicht: Verlorene Neuronen bedeuten hier verlorene Funktionalität.

Das menschliche Gehirn gehört sicher zu den komplexesten auf dieser Erde, doch es ist keineswegs das einzige mit hoher Komplexität. Intelligentes Verhalten hat sich in verschiedenen Arten mit ganz unterschiedlich strukturierten Gehirnen ausgebildet. Nehmen wir nur mal den Oktopus, dessen komplexes Gehirn über den ganzen Körper verteilt ist. Oktopusse können Puzzles lösen und in ihrem Aquarium eine Box auseinandernehmen. Auch Vogelgehirne können Komplexität aufweisen. Manche Vogelarten benutzen einfache Werkzeuge und haben gewisse sprachliche Fähigkeiten, auch wenn ihre Neuronen nicht zu einer Großhirnrinde zusammengeschaltet sind. Das menschliche Gehirn ist keineswegs der Höhepunkt der Evolution. Wir sind lediglich gut an unsere Umwelt angepasst.

Hohe Komplexität ist für so vieles, was Sie menschlich macht, eine unabdingbare Voraussetzung. Aber das allein reicht noch nicht aus, damit das Gehirn auch einen menschlichen Geist hervorbringt. Ihre paläolithischen Vorfahren brauchten mehr als ein komplexes Gehirn, um einen Stein aufzuklauben und ihn sich als Bestandteil einer Axt vorzustellen. Und Sie brauchen mehr als nur einen hohen Grad an Komplexität, um sich Fetzen von Papier,

Metall und Plastik, die physikalisch höchst unterschiedlich sind, als etwas vorzustellen, das eine klare Funktion hat, nämlich als Geld zu fungieren. Ihre hohe Komplexität hilft Ihnen, eine Treppe zu erklimmen, die Sie noch nie gesehen haben. Aber es braucht mehr, um zu begreifen, was es heißt, dass jemand den Aufstieg auf der sozialen Leiter schafft und Einfluss und Macht gewinnt. Wir brauchen auch mehr als nur die Veranlagung zur hohen Komplexität, um uns über die Natur unseres Gehirns Gedanken zu machen und dafür sprachliche Bilder zu finden wie die linke und die rechte Gehirnhälfte, das dreieinige Gehirn, System 1 und 2 oder mentale Organe. Diese Dinge erfordern ein hohes Niveau an Komplexität in einem wirklich großen Gehirn – zusammen mit anderen Faktoren, die Sie in den kommenden Lektionen kennenlernen werden.

Das Netzwerk Gehirn hingegen ist, wie bereits gesagt, keine Metapher. Es ist vielmehr die beste wissenschaftliche Beschreibung des Gehirns, die wir im Moment geben können. Diese Vorstellung macht es möglich zu verstehen, wie sich eine einzige physische Struktur in einem Augenblick so neu ordnen kann, dass sie effizient mit enormen Mengen an Information umgehen kann. Wir entdecken Ähnlichkeiten und Unterschiede zwischen den verschiedenen Formen des Gehirns, je nachdem, wie hoch deren Komplexität ist. Diese Beschreibung hilft uns außerdem zu verstehen, wie ein Gehirn eventuelle Schäden kompensieren kann.

Und doch habe auch ich hier einige Metaphern verwendet, um das Netzwerk zu erklären. So ist beispielsweise das Wort «Verschaltung» eine Metapher. Neuronen sind nicht wirklich miteinander verschaltet[32] – sie sind durch winzige Spalte voneinander getrennt, die bereits erwähnten Synapsen. Über diesen Spalt hinweg reisen die chemischen Signale. Neuronen sind auch keine Bäume mit Ästen und Wurzeln. Und in Ihrem Gehirn gibt es höchstwahrscheinlich auch keinen Flughafen.

Metaphern sind ein großartiges Hilfsmittel, um schwierige Themen mit einfachen, bekannten Begriffen zu erklären. Allerdings wird gerade die Einfachheit der Metapher manchmal zum Fallstrick, wenn man nämlich die Metapher zur Erklärung umfunktioniert. So werden Gene in der Biologie manchmal als «Blaupause» bezeichnet. Wenn Sie diese Metapher wörtlich nehmen, dann denken Sie vermutlich, dass bestimmte Gene immer die gleiche grundlegende Funktion haben, zum Beispiel eine bestimmte Eigenschaft beziehungsweise ein bestimmtes Körperteil hervorzubringen. (Tun sie aber nicht.) Physiker sagen manchmal, dass Licht sich in «Wellen» fortbewegt.[33] Diese Metapher führt leicht zu der Vorstellung, dass der Raum wie ein Ozean eine Substanz enthält, durch die sich die Wellen fortsetzen. (Tut er nicht.) Metaphern vermitteln häufig die Illusion von Wissen. Sie sollten also mit Vorsicht verwendet werden.

Das komplexe Netzwerk in Ihrem Kopf mag keine Metapher sein, aber meine Beschreibung ist hier notwendigerweise unvollständig. Ihr Gehirn besteht nicht nur aus Neuronen. Es besitzt Blutgefäße und ist in Kontakt mit verschiedenen anderen Flüssigkeiten, von denen hier noch gar nicht die Rede war. Es gibt außerdem weitere Gehirnzellen, die sogenannten Gliazellen, die zur Bildung und

Funktion Ihres Nervensystems beitragen. Doch wie sie das tun, darüber weiß die Wissenschaft noch sehr wenig. Ihr Gehirnnetzwerk könnte sich erstaunlicherweise sogar bis in Ihren Darm ausdehnen. Dort haben Wissenschaftler Mikroben gefunden, die über Neurotransmitter mit Ihrem Gehirn kommunizieren.

Wenn die Wissenschaft noch mehr über das Gehirn und seine Verbindungen herausfindet, ergibt sich womöglich ein besserer Weg, seine Struktur und Funktion zu beschreiben. Bis dahin erlaubt uns die Einschätzung des Gehirns als Netzwerk, Überlegungen anzustellen, wie das Gehirn den menschlichen Geist hervorbringen mag – ohne dass wir dazu auf einen angeblich rationalen Neocortex in Übergröße zurückgreifen müssen. Gibt es in der Entwicklung des menschlichen Gehirns so etwas wie einen krönenden Abschluss, dann ist es die Komplexität seiner Krone.

Lektion Nr. 3

Kleine Gehirne verschalten sich mit ihrer Welt

Ist Ihnen jemals aufgefallen, dass neugeborene Tiere häufig viel kompetenter sind als neugeborene Menschen?[34] Eine Ringelnatter, die eben das Licht der Welt erblickt hat, kann sich beinahe sofort selbstständig fortbewegen. Pferde gehen schon kurz nach der Geburt, und ein kleiner Schimpanse krallt sich ins Fell seiner Mutter. Menschliche Neugeborene sind dagegen geradezu armselig ausgestattet: Sie können noch nicht mal ihre Gliedmaßen kontrollieren. Es dauert Wochen, bis sie mit ihrer kleinen Hand etwas absichtlich greifen können. Viele andere Tiere schlüpfen aus Bauch oder Ei mit einem Gehirn, das ihnen eine weitgehende Kontrolle über ihren Körper erlaubt. Das Menschengehirn hingegen ist noch im Aufbau begriffen. Es nimmt erst dann seine erwachsenen Strukturen und Funktionen auf, wenn die grundlegende Verschaltung abgeschlossen ist, und dieser Prozess dauert gut 25 Jahre.

Warum haben wir uns bloß so entwickelt, mit einem Gehirn, das bei der Geburt nur teilweise fertig ist? Das weiß niemand so genau (obwohl viele Wissenschaftler leidenschaftlich gerne darüber spekulieren). Was wir fragen *können*, ist: Woher kommen diese Verschaltungsanweisungen nach der Geburt, und welche Vorteile hat dieses Arrangement für uns?

Die Wissenschaft diskutiert dieses Problem gerne in Begriffen wie «Anlage» (nature) versus «Umwelt» (nurture). Welche Aspekte des Menschseins sind angeboren, und welche erwerben wir erst im Kontakt mit unserer Kultur? Diese Unterscheidung ist jedoch illusorisch. Wir können nicht die Gene als einzige Ursache für ein Merkmal betrachten, genauso wenig wie die Umwelt. Die beiden sind wie zwei Liebende beim Tangotanzen – so eng miteinander verwoben, dass es nicht mal Sinn ergibt, ihnen unterschiedliche Namen wie «Anlage» und «Umwelt» zu geben.

Die Gene eines Babys werden zu einem erstaunlichen Maß von seiner Umwelt gelenkt und reguliert. Die Gehirnareale, die für das Sehen am wichtigsten sind, entwickeln sich nachgeburtlich nur dann, wenn die Netzhaut des Kindes regelmäßig Lichtsignalen ausgesetzt ist. Das Gehirn eines Kindes lernt, Geräusche in der Umgebung zu lokalisieren in Abhängigkeit von der Form seines Ohres. Und um das Ganze noch verrückter zu machen: Der Körper eines Babys braucht zusätzliche Gene, die es aus der Außenwelt aufnehmen muss. Diese winzigen Besucher reisen in Bakterien und anderen Mikroben und verändern das Gehirn des Kindes auf eine Weise, die die Wissenschaft gerade erst zu verstehen beginnt.

Seine Verschaltungsanweisungen erhält das Kind nicht nur von der physischen Umgebung, sondern auch von seinem sozialen Umfeld. Von Bezugspersonen und Menschen wie Ihnen und mir. Wenn Sie ein neugeborenes Mädchen in den Armen halten, dann ist Ihr Gesicht von dem der Kleinen gerade so weit entfernt, dass ihr Gehirn die Gesichtserkennung lernt. Wenn Sie dem Kind Kartons und

Gebäude zeigen, lernt es, Ecken und Kanten abzuschätzen. Viele andere Dinge, die wir mit einem Baby sonst noch tun, vom Knuddeln übers Reden bis hin zum Augenkontakt, prägen sein Gehirn auf notwendige und unumkehrbare Weise. Gene spielen eine Schlüsselrolle bei der Verschaltung des Kindergehirns, aber sie öffnen auch für uns eine Tür, damit wir unseren Beitrag dazu leisten, das Gehirn des Mädchens im Kontext ihrer Kultur zu verschalten.

Wenn eine Information aus der Außenwelt im Gehirn des Neugeborenen ankommt, feuern einige Neuronen häufiger miteinander als andere. So kommt es zu den graduellen Veränderungen im Gehirn, die wir Plastizität genannt haben. Diese Veränderungen regen das Gehirn zu immer mehr Komplexität an – durch *Tuning* und *Pruning*, was man übersetzen könnte mit «stärken» und «stilllegen».

Tuning bedeutet, dass die Verbindungen zwischen den Neuronen verstärkt und ausgebaut werden, vor allem jene, die häufig genutzt werden oder wichtig sind für die Körperbuchführung (Sie erinnern sich? Versorgung mit Wasser, Salz, Glukose etc.). Wenn wir uns die Neuronen wieder als Bäume vorstellen, heißt Tuning, dass die zweigähnlichen Dendriten buschiger werden und der Stamm des Axons eine dickere Myelinschicht erhält, eine fettige «Rinde», die wie die Isolierung eines elektrischen Kabels wird und Signale schneller weiterleitet. Gut getunte Verbindungen sind viel effizienter beim Weiterleiten und Verarbeiten von Informationen und werden daher künftig häufiger benutzt. Was wiederum heißt, dass das Gehirn bestimmte neuronale Muster, zu denen diese leistungsfähigen Verbindungen gehören, eher wiederherstellt. Oder

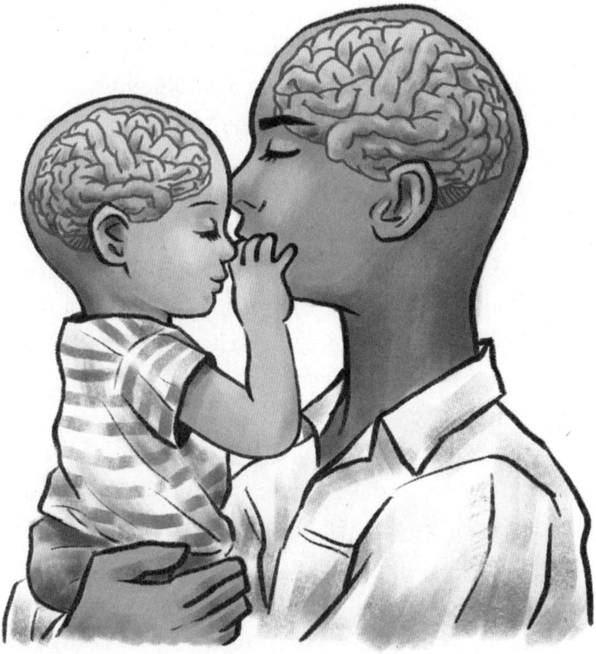

Bezugspersonen spielen eine bedeutende Rolle bei der Verschaltung von Gehirnen Neugeborener.

wie englischsprachige Neurowissenschaftler sagen: «Neurons that fire together, wire together.»[35] Sprich: «Neuronen, die gemeinsam feuern, verschalten sich miteinander.»

Weniger benutzte Verbindungen werden schwächer und sterben ab. Das ist das Pruning, das neuronale Gegenstück zu: «Wer rastet, der rostet.» Dieser Prozess ist bei der Gehirnentwicklung von entscheidender Bedeutung, weil Babys mit viel mehr Verbindungen zur Welt kommen, als sie im Endeffekt brauchen. Ein menschlicher Embryo besitzt doppelt so viele Neuronen, wie das Erwachsenengehirn braucht, und die Neuronen des Kleinkinds sind fast dreimal so stark verzweigt wie die eines Erwachsenen. Nicht genutzte Verbindungen sind zu Anfang nützlich. Sie versetzen das Gehirn in die Lage, sich ganz unterschiedlichen Umwelten anzupassen. Langfristig aber sind nicht genutzte Verbindungen eine Last, zumindest was den Stoffwechsel angeht. Ihr Nutzen ist gering, sie aufrechtzuerhalten wäre also Energieverschwendung. Das Gute dabei ist, dass das Stilllegen dieser Verbindungen Raum fürs Lernen schafft – für nützliche Verbindungen, die verstärkt werden.

Dieses Stärken und Stilllegen passiert ständig, häufig sogar gleichzeitig, getrieben von der physischen und sozialen Außenwelt, aber auch durch Wachstumsprozesse und Aktivität im kindlichen Körper. Beide Prozesse dauern ein Leben lang an. Ihre verzweigten Dendriten lassen neue Knospen sprießen, und Ihr Gehirn pflegt sie oder lässt sie absterben. Knospen, die nicht getunt werden, verschwinden innerhalb weniger Tage.

Ich möchte Ihnen hierfür drei Beispiele geben, die veranschaulichen, wie durch diese Prozesse aus dem Gehirn eines Neugeborenen ein typisches Erwachsenengehirn wird. Sie zeigen, wie unsere unfertige Verschaltung sich in den Tagen beziehungsweise Jahren nach der Geburt selbst vervollständigt, je nach Anweisung, die aus der Außenwelt kommt.

Erstens: Überlegen Sie mal, wie Sie Ihr Körperbudget steuern. Wenn Sie hungrig sind, öffnen Sie den Kühlschrank. Sind Sie müde, können Sie sich schlafen legen. Ist Ihnen kalt, ziehen Sie einen Mantel über. Sind Sie aufgeregt, nehmen Sie ein paar tiefe Atemzüge, um Ihre Nerven zu beruhigen. Babys können all das nicht von selbst tun. Ohne Hilfe können sie oft noch nicht mal ein Bäuerchen machen.

An diesem Punkt kommen die Bezugspersonen ins Spiel. Sie regulieren die Außenwelt des Kindes und damit auch sein Körperbudget: indem sie es füttern, Schlafzeiten vorgeben (oder es zumindest versuchen!) und es in Decken wickeln beziehungsweise mit Liebkosungen überschütten. Das hilft dem Kind, die Allostase aufrechtzuerhalten. So kann sein inneres System effizient funktionieren, und es bleibt gesund und am Leben.

Wenn die Bezugspersonen diese Aufgaben effektiv erfüllen, kann sich das Gehirn des Babys mittels Tuning und Pruning so entwickeln, dass es eine gesunde Körperbuchführung einhalten kann. Dann nimmt die Bedeutung der Bezugsperson Schritt für Schritt ab, weil das Gehirn des Kindes seinen Körper selbst kontrollieren kann: Das Kind schläft ein, ohne getragen zu werden. Es kann ein Stück Banane in den Mund stecken, ohne es im ganzen Gesicht zu verschmieren. Es kann Jahre dauern, bis so ein kleines Gehirn ohne Hilfe in einen Pullover schlüpfen oder sich das Frühstück machen kann, aber am Ende ist es für sein energetisches Körperbudget zu hundert Prozent selbst verantwortlich.

Kleine Gehirne verschalten sich auch in Abhängigkeit von dem, was die Bezugsperson *unterlässt*. Wenn Sie jede Nacht an der Seite Ihres Babys sitzen und es in den Schlaf wiegen, dann lernt sein Gehirn zunächst nicht, wie es ohne Ihre Hilfe einschlafen kann. Lassen Sie hingegen ein Kind lange schreien, ohne sich darum zu kümmern, lernt es, dass die Welt ein unzuverlässiger und unsicherer Ort ist, und das Körperbudget wird vernachlässigt.

Erreicht das Baby das Kleinkindalter, ändert sich so einiges. Da muss das Gehirn dann lernen, wie es nach einem Wutanfall den Körper beruhigt und wie es sein Körperbudget auch ohne Wutanfall regulieren kann. Als meine Tochter klein war, fand ich es sinnvoll, ihr mehr Raum zu geben, damit ihr kleines Gehirn lernen konnte, wie sie ihren Körper beruhigen und sich selbst trösten kann. Im Allgemeinen lernen Kleinkinder besser, ihr Körperbudget zu regulieren, wenn ihre Bezugspersonen entsprechende Lernmöglichkeiten schaffen, statt sie ständig zu behüten und ihnen jedes Bedürfnis zu erfüllen. Eine der größten Herausforderungen der Elternschaft ist es, herauszufinden, wann man eingreifen und wann man sich besser zurückhalten sollte.

Unser zweites Beispiel für das Tuning und Pruning betrifft die Aufmerksamkeitssteuerung. Waren Sie je auf einer Party, bei der alle durcheinandergeredet und Sie nicht wirklich zugehört haben? Da ruft plötzlich jemand Ihren Namen, und, *zack*, schon wenden Sie sich dieser Person zu. (Wissenschaftler nennen dies den «Cocktailparty-Effekt».) Ihr erwachsenes Gehirn kann sich mühelos auf eine Sache konzentrieren und alles andere ausblenden, als würden Sie in einem dunklen Raum einen Scheinwerfer auf etwas richten. Das liegt daran, dass Ihr Gehirnnetzwerk Unternetzwerke besitzt, deren Hauptaufgabe es ist, sich auf bestimmte – wichtige – Einzelheiten zu konzentrieren und alles Nebensächliche zu ignorieren. Ihr Gehirn richtet den Scheinwerfer der Aufmerksamkeit ständig und automatisch aus, und häufig sind Sie sich dessen nicht einmal bewusst.

In bestimmten Situationen jedoch brauchen wir Hilfe, um unseren Scheinwerfer auszurichten – aus diesem Grund verkaufen sich Kopfhörer mit Geräuschunterdrückung so gut. Aber das Gehirn eines Neugeborenen hat noch keine Scheinwerfer.[36] Es ist eher wie eine Laterne, die einen breiten Lichtkreis in die unmittelbare Umgebung wirft. Neugeborene wissen nicht, was wichtig ist und was nicht, daher können sie sich nicht so gut konzentrieren wie Erwachsene. Es fehlt die Verschaltung, die das «Licht» gezielt ausrichtet.

Auch hier ist die Bezugsperson für das fehlende Stück zuständig. Sie lenkt die Aufmerksamkeit des Kindes auf interessante Dinge. Eine Mutter nimmt ein Plüschtier, einen Hund, und guckt ihn an. Sie sieht ihren Jungen an, dann wieder den Hund, womit sie den Blick des Kindes lenkt. Dann dreht sie sich zu ihrem Sohn um und sagt in singendem Tonfall: «Was für ein süßer kleiner Hund.» Die Worte der Mutter und der Blick, der hin und her wandert (Wissenschaftler nennen dies «geteilte Aufmerksamkeit»), sagen dem Baby, dass der Plüschhund wichtig ist. Dieser Hund könnte sein Körperbudget beeinflussen, also sollte er ihn wichtig nehmen und lernen, was der Hund zu bedeuten hat.

Schritt für Schritt lernt das Kind durch diese geteilte Aufmerksamkeit einzuschätzen, was in seiner Umgebung wichtig ist und was nicht. Das kindliche Gehirn baut sich so eine Repräsentation seiner Umgebung auf, die zeigt, was für das Körperbudget wichtig ist und was es ignorieren kann. Wissenschaftler nennen diese Art Umwelt eine *Nische*. Jedes Tier hat eine solche Nische, und es schafft sie sich, indem es die Welt sinnlich wahrnimmt, sinnvolle Bewegungen macht und damit sein Körperbudget reguliert. Erwachsene Menschen haben eine riesige Nische, die größte aller Lebewesen. Ihre Nische erstreckt sich weit über Ihre unmittelbare Umgebung hinaus auf vergangene, gegenwärtige und künftige Ereignisse in aller Welt.

Nach Monaten der Übung in geteilter Aufmerksamkeit hat das Kind gelernt, wie es von seinen Bezugspersonen Aufmerksamkeit erhält. Es sieht sie an, wenn es wissen will, ob etwas zu seiner Nische gehört und was dieses Etwas für sein Körperbudget bedeuten könnte. Auf diese Weise lernt das Kind, seine Aufmerksamkeit effektiv auf wichtige Dinge zu lenken.

Unser drittes Beispiel dreht sich darum, wie sich Ihre Sinne entwickeln. In den ersten Lebensmonaten sind Babys umgeben von allen möglichen Geräuschen, auch den Worten anderer Menschen. Die Aufmerksamkeitslaterne von Neugeborenen nimmt alle Umgebungslaute wahr. Bei Labortests konnten Neugeborene zwischen einer ganzen Reihe sprachlicher Laute unterscheiden, selbst solchen, die sie nicht oft zu hören bekamen. Mit der Zeit aber führen Tuning und Pruning dazu, dass das Kind auf sprachliche Äußerungen, die es öfter hört, stärker reagiert. Häufige Geräusche verstärken bestimmte neuronale Verbindungen, und das Gehirn des Kindes behandelt diese als

Teil seiner Nische. Seltene Klänge werden als Störgeräusche betrachtet, die man ignorieren kann. Die damit verbundenen neuronalen Pfade werden nicht mehr benutzt und fallen weg.

Wissenschaftler vermuten, dass Kinder aus diesem Grund Sprachen leichter lernen als Erwachsene. Verschiedene Sprachen nutzen verschiedene Klangvariablen. Das Griechische und das Spanische beispielsweise haben nur eine Handvoll Vokale, während das Dänische zwanzig oder mehr davon hat (je nachdem, wie man sie zählt). Wenn Ihre Bezugspersonen in mehreren Sprachen mit Ihnen geredet haben, als Sie noch ein Baby waren, dann ist Ihr Gehirn so verstärkt und «zurechtgestutzt» worden, dass Sie die Klänge dieser Sprachen hören und unterscheiden können. Sind Sie einsprachig groß geworden, müssen Sie die Fähigkeit, andere Laute als die Ihrer Muttersprache hören und unterscheiden zu können, neu lernen, was schwer ist.

Beim Erkennen von Gesichtern läuft das ganz ähnlich. Als Baby haben Sie gelernt, die Menschen in Ihrer Umgebung zu erkennen. Ihr kindliches Gehirn wurde getunt und geprunt, um feine Unterschiede auszumachen, sodass Sie die Menschen auseinanderhalten konnten. Aber das Ganze hat einen Haken: Menschen leben normalerweise mit Menschen zusammen, die der gleichen Ethnie angehören. Daher lernen Kinder nicht die ganze Bandbreite möglicher Gesichtszüge kennen. Das hat zur Folge, dass ihr Gehirn auch die Möglichkeit wegfallen lässt, andere Gesichtsmerkmale zu erkennen. Wissenschaftler sehen das als Erklärung dafür, warum es schwieriger sein kann, sich an Gesichter von Menschen zu erinnern, die eine andere ethnische Zugehörigkeit haben als Sie selbst, oder diese zu unterscheiden. Glücklicherweise lässt sich das Gehirn in dieser Hinsicht schnell neu verschalten und diese Fähigkeit wiederherstellen, indem Sie viele verschiedene Gesichter angucken. Das ist jedenfalls einfacher, als sich an den Klang einer Fremdsprache zu gewöhnen.

Diese Beispiele von Sprach- oder Gesichtserkennung beziehen sich auf einen einzigen unserer Sinne, aber wir leben ja in einer multisensoriellen Welt. Wenn Sie jemanden küssen, dann verschmelzen der Anblick seines Gesichts, das Geräusch seines Atems, das Gefühl, der Geschmack und Geruch seiner Lippen und das Rasen Ihres Herzens zu einer einzigen Erfahrung. Ihr Gehirn fasst alle diese Sinneseindrücke zu einem Ganzen zusammen. Wissenschaftler nennen dies *sensorische Integration*.

Die sensorische Integration unterliegt ebenfalls dem Prozess des Stärkens und Stilllegens. Zu Anfang erkennen Neugeborene ihre Mutter nicht am Gesicht, weil sie noch nicht wissen, was ein Gesicht ist, und ihr visuelles System noch nicht fertig ausgebildet ist. Sie wissen vielleicht ansatzweise, wie ihre Mutter klingt, und sie können die Milch aus ihrer Brust riechen. Wenn Sie ein Neugeborenes auf den Bauch der Mutter legen, wird es sich, geleitet vom Geruch, bis zu ihren Brüsten hocharbeiten. Bald lernt es, seine Mutter zu erkennen, indem es verschiedene Sinneserfahrungen kombiniert. Sein kleines Gehirn absorbiert alle Seh-, Geruchs-, Klang-, Berührungs- und Geschmacksmuster. Es nimmt dazu noch Empfindungen aus seinem kleinen Körper und lernt, was diese bedeuten: Die Person, die sein Körperbudget reguliert, ist da. Diese sensorische Integration führt zur Ausbildung der ersten Vertrauenserfahrung. Das gehört zu den neuronalen Grundlagen der Eltern-Kind-Bindung.

Unsere drei Beispiele aus der Welt des Tunings und Prunings zeigen, wie die soziale Umwelt die physische Wirklichkeit des Gehirns und seiner Verschaltung beeinflusst. Hätten Sie gewusst, dass Bezugspersonen quasi effektive Elektriker sind?

Doch dieses Arrangement birgt ein gewisses Risiko. Kleine Gehirne *benötigen* ein soziales Umfeld, um sich normal zu entwickeln. Wie wir bereits gesehen haben, *brauchen* Babys bestimmten Input von außen, zum Beispiel Lichtphotonen auf ihrer Netzhaut, um eine normale Sehfähigkeit zu entwickeln. Sie brauchen auch den *sozialen* Input von anderen Menschen, die ihre Aufmerksamkeit lenken, mit ihnen reden, ihnen vorsingen und sie in bestimmten Augenblicken in den Arm nehmen. Andernfalls geht etwas ganz furchtbar schief.

Ich wünschte, wir wüssten nicht, was passiert, wenn das Gehirn eines Babys zu wenig sozialen Input bekommt. Niemand sollte Kinder je der Dinge berauben, die sie für eine gesunde Entwicklung brauchen. Unglücklicherweise aber wissen wir genau, welche Folgen es hat, wenn dieser Input ausbleibt, und dieses Wissen haben wir aufgrund einer historischen Tragödie.

In den 1960er-Jahren untersagte die rumänische Regierung Abtreibungen sowie den Gebrauch der meisten Verhütungsmittel. Der damalige Präsident, Nicolae Ceaușescu, wollte die Geburtenrate steigern. Mehr Einwohner sollten mehr wirtschaftliche Macht und folglich auch mehr Macht in der Welt bringen. Das neue Gesetz führte tatsächlich zu einem massiven Anstieg der Geburtenrate, doch es wurden mehr Kinder geboren, als manche Familien ernähren konnten. Die Folge? Hunderttausende Kinder wuchsen in Waisenhäusern auf. Viele dieser Kinder wurden entsetzlich misshandelt. Die sozialen Bedürfnisse speziell jener Kinder, die für unsere Lektion hier am wichtigsten sind, wurden völlig missachtet.

In manchen Waisenhäusern standen die Betten der Kleinen in langen Reihen. Niemand kümmerte sich um die Babys, sie erfuhren keinerlei Ansprache. Krankenschwestern und -pfleger kamen, fütterten sie, wechselten ihre Windeln und legten sie zurück ins Bettchen. Das war's. Niemand nahm die Kinder in den Arm, spielte oder redete mit ihnen, sang ihnen etwas vor oder bemühte sich, ihre Aufmerksamkeit auf dies oder das zu lenken. Sie wurden anscheinend nicht körperlich misshandelt. Nur einfach ignoriert.

Die Konsequenz dieser sozialen Vernachlässigung war, dass die Kinder aus den rumänischen Waisenhäusern durchweg geistig behindert sind. Sie hatten Probleme beim Spracherwerb. Sie konnten sich kaum konzentrieren und wurden von jeder Kleinigkeit abgelenkt, vermutlich weil nie jemand mit ihnen die gelenkte Aufmerksamkeit geübt hatte. Ihr Gehirn entwickelte die Fähigkeit, das Scheinwerferlicht zu fokussieren, erst gar nicht. Sie hatten auch Probleme mit der Selbstkontrolle. Neben den geistigen Einschränkungen und Verhaltensstörungen war ihr Körper verkümmert, vermutlich weil niemand ihr Körperkonto je aufgefüllt hat. Ihr Gehirn lernte also nicht, dieses Budget sinnvoll zu verwalten.

Kleine Gehirne verschalten sich, indem sie auf ihre Umwelt reagieren. Und wenn es in dieser Umwelt an wichtigen Faktoren für eine gesunde Körperbuchführung fehlt, dann werden wichtige Schaltkreise einfach stillgelegt.

Diese Folgen decken sich mit wissenschaftlichen Erkenntnissen über andere Kinder, die in einer sozial verarmten Umgebung aufwuchsen. Ihr Gehirn entwickelt sich schlechter als der Durchschnitt. Wichtige Gehirnareale sind kleiner, und die entscheidenden Bereiche der Großhirnrinde sind weniger gut vernetzt. Ähnliche Gefahr laufen Kinder, die in Institutionen ohne aufmerksame und engagierte Betreuer aufwachsen, ob es nun um Waisenhäuser, Flüchtlingsunterkünfte oder Auffanglager für Migranten geht. Wenn sie in den ersten Lebensjahren in normale Pflegefamilien kommen, erweisen sich einige dieser Effekte jedoch als reversibel.

Wann immer Kinder dauerhaft vernachlässigt werden, tragen sie mit hoher Wahrscheinlichkeit Schäden davon. Der Effekt ist vielleicht nicht immer so direkt und dramatisch wie im Fall der rumänischen Waisenhäuser, aber wenn wichtige Schaltkreise im Gehirn nie benutzt werden, werden sie stillgelegt. Die Auswirkungen schaukeln sich mit der Zeit auf wie ein ständig leckendes Wasserrohr, das schließlich die Mauern schädigt. Ein vernachlässigtes kleines Gehirn, das in einer sozial verarmten Umgebung aufwächst, kann sich zwar so verschalten, dass es sein Körperbudget regulieren kann, auch ohne die soziale Unterstützung durch Bezugspersonen und die Verschaltungsanweisungen, die diese durch ihr Verhalten geben. Doch diese atypische Verschaltung bringt eine gefährliche Belastung für das Körperkonto mit sich, die sich über die Jahre immer weiter aufbaut. Das erhöht die Wahrscheinlichkeit, dass der Betreffende später im Leben massive gesundheitliche Probleme hat, zum Beispiel Herzkrankheiten, Diabetes oder Depressionen. All diese Störungen haben mit dem Stoffwechsel zu tun.

Natürlich will ich damit nicht sagen, dass wir unsere lieben Kleinen in Watte packen sollen, weil sonst ihr Gehirn und ihr Körper Schaden nehmen. Aber *dauerhafte* Vernachlässigung, die ohne jeden Ausgleich über einen längeren Zeitraum besteht, schadet einem kleinen Gehirn fast immer. In dieser Hinsicht sprechen die wissenschaftlichen Belege eine deutliche Sprache. Wenn Sie ein Kind lediglich füttern und ihm zu trinken geben, können Sie nicht erwarten, dass sich sein Gehirn normal entwickelt. Sie müssen auch seine sozialen Bedürfnisse erfüllen, mit Augenkontakt, Sprache und Berührung. Werden diese Bedürfnisse nicht befriedigt, werden schon sehr, sehr früh die Samen für spätere Erkrankungen gelegt.

Ähnliche Entwicklungen lassen sich beobachten, wenn Kinder in tiefer Armut aufwachsen. Die Wissenschaft weiß, dass eine frühe und lange Armutserfahrung die Gehirnentwicklung beeinträchtigt. Schlechte Ernährung, wegen Straßenlärms häufig unterbrochener Schlaf, schlechte Temperaturregulierung wegen fehlender Heizung beziehungsweise Klimaanlage und andere armutsbedingte Umstände führen dazu, dass sich ein Teil der Großhirnrinde nicht normal ausbildet, speziell der präfrontale Cortex.

Diese Gehirnregion ist an einer ganzen Reihe wichtiger Funktionen beteiligt, unter anderem an der Aufmerksamkeitssteuerung, der sprachlichen Entwicklung und der Körperbuchführung. Es wird im Moment noch weiter erforscht, wie Armut die Gehirnentwicklung im Detail beeinflusst, aber wir wissen, dass sie die schulischen Leistungen beeinträchtigt und die Betroffenen weniger lange zur Schule gehen. Das wiederum hat zur Folge, dass sie als Erwachsene eher Gefahr laufen, arm zu bleiben, und auch ihre Kinder wieder in Armut aufwachsen. Es würde mich nicht überraschen, wenn dieser Teufelskreis negative Vorurteile über arme Menschen bestärken würde. Die Gesellschaft macht gerne die Gene verantwortlich, wenn sich Armut über Generationen hält. Aber vermutlich ist es eher die Armut, die sich auf das Gehirn auswirkt.

Manche Kinder haben Glück und sind gegen die negativen Auswirkungen widriger Umstände wie Armut gefeit. Im Allgemeinen aber sind Armut und Elend Faktoren, die einem kleinen Gehirn schwer zu schaffen machen. Am frustrierendsten aber ist, dass diese Tragödie *vermeidbar* wäre. (Entschuldigen Sie, wenn ich für einen Augenblick aus der Wissenschaftlerinnenrolle falle.) Politiker haben es bei der Bekämpfung von Kinderarmut nicht eben eilig, und das schon seit Jahrzehnten. Doch selbst wenn wir Politik Politik sein lassen und das Problem unter rein wirtschaftlichen Gesichtspunkten betrachten: Kinderarmut ist eine gewaltige Verschwendung menschlicher Möglichkeiten. Jüngere Schätzungen besagen, dass es viel billiger wäre, die Armut zu beseitigen, als deren spätere Folgen abzufedern.[37] So könnten Schulen den armen Schülern kostenlose Mahlzeiten anbieten. Stadtverwaltungen könnten in armen Vierteln klare Lärmgrenzwerte festlegen. Bei Schritten wie diesen geht es nicht nur um Lebensqualität. Sie schaffen vielmehr ein Umfeld, in dem das junge Gehirn sich gesund entwickeln kann. Damit aus Kindern die Arbeiter, Bürger und Innovatoren der nächsten Generation werden.

Da Armut und Vernachlässigung auf das jugendliche Gehirn so massive Auswirkungen haben, stellt sich die Frage, wieso die natürliche Selektion unsere Art überhaupt in diese Situation gebracht hat. Es ist ja letztlich riskant, dass die gute Verschaltung des kindlichen Gehirns so stark von sozialem und physischem Input abhängt. Irgendeinen Vorteil muss es für uns Menschen doch haben, wenn ein solches Risiko eingegangen wird. Wie sieht dieser Vorteil also aus?

Ganz genau wissen wir das nicht, aber meine Vermutungen stützen sich auf gesicherte Erkenntnisse der Evolutionsbiologie und der Anthropologie: Dieses Arrangement stellt sicher, dass unser kulturelles und soziales Wissen effektiv von Generation zu Generation weitergegeben wird. Jedes kleine Gehirn wird auf seine Umwelt hin optimiert – die, in der es sich entwickelt. Bezugspersonen kultivieren die physische und soziale Nische des Babys, und das Gehirn des Kleinen lernt diese Nische kennen. Wenn es erwachsen ist, schreibt es diese Nische fort, indem es diese kulturelle Prägung in Wort und Tat an die nächste Generation weitergibt. Beides formt das junge Gehirn. Bei diesem Prozess spricht man von «kultureller Vererbung». Er ist effizient und sparsam, denn auf diese Weise muss die Evolution nicht unsere sämtlichen Verschaltungsanweisungen in Gene packen. Sie weist diese Aufgabe größtenteils unserer Umwelt zu, inklusive unserer Mitmenschen. Wir füttern unseren Nachwuchs nach der Geburt mit dem Wissen unserer Kultur, was auch immer geschieht.

Sprechen wir vom Gehirn, sind einfache Kategorien wie «Anlage» oder «Umwelt» verführerisch, aber nicht realistisch. Wir haben eine Veranlagung, welche die aktive Mitwirkung der Umwelt *erfordert*. Unsere Gene brauchen eine physische und soziale Umgebung – eine Nische mit anderen Menschen, die unseren Blick leiten, mit uns reden, unsere Wach- und Schlafzeiten regeln und unsere Körpertemperatur kontrollieren. Nur so entsteht ein wirklich fertig ausgebildetes Gehirn.

Wir alle wissen, dass es wichtig ist, wie wir unsere Kinder behandeln, doch es ist weit wichtiger, als wir noch vor wenigen Jahren angenommen haben. Wenn wir um vier Uhr früh wach sind, um unseren schreienden kleinen Engel zu beruhigen, oder wenn wir zusehen, wie er in aller Ruhe zum 93. Mal seine Haferflocken über den Boden verstreut, dann sind Sie dabei, sein Tuning und Pruning zu steuern, ob Sie sich dessen nun bewusst sind oder nicht. Kleine Gehirne verschalten sich mit ihrer Umwelt. Und es ist an uns, ihnen diese Umwelt zur Verfügung zu stellen, damit sie sich gesund und vollständig entwickeln können.

Lektion Nr. 4

Ihr Gehirn sagt (fast) alles vorher, was Sie tun

Vor einigen Jahren erhielt ich eine E-Mail von einem Mann, der in den 1970er-Jahren im Süden Afrikas in der rhodesischen Armee gedient hatte,[38] bevor die Apartheid abgeschafft wurde. Er war gegen seinen Willen eingezogen worden. Man hatte ihn in eine Uniform gesteckt, ihm ein Gewehr gegeben und befohlen, Guerillakämpfer zu jagen. Was das Ganze noch verschlimmerte, war die Tatsache, dass er sich vorher für ebendiese Guerilla starkgemacht hatte, die er nun als Feinde betrachten sollte.

Eines Morgens, er exerzierte gerade mit seinem kleinen Trupp in einem Waldstück, bemerkte er, wie sich vor ihm etwas bewegte. Zu seinem Entsetzen erkannte er mehrere Guerillas im Kampfanzug mit Maschinengewehren. Instinktiv nahm er das Gewehr hoch, entsicherte und zielte auf den Anführer, der eine Kalaschnikow trug.

Plötzlich legte sich eine Hand auf seine Schulter. «Nicht schießen», flüsterte einer seiner Kameraden. «Das ist doch noch ein Kind.» Also senkte er das Gewehr und sah noch mal hin. Was er jetzt sah, überraschte ihn zutiefst: Ein Junge von vielleicht zehn Jahren führte ein paar Kühe durch den Wald. Und die gefürchtete Kalaschnikow? Ein Hirtenstab.

Noch Jahrzehnte später konnte der Mann dieses Erlebnis nicht begreifen. Wie hatte er das, was er unmittelbar vor der Nase hatte, so falsch sehen können? Beinahe hätte er ein Kind getötet. Was stimmte nicht mit seinem Gehirn?

Wie sich herausstellte, war mit seinem Gehirn alles in Ordnung. Es arbeitete exakt so, wie es sollte.

Lange Zeit glaubte die Wissenschaft, das visuelle System im Gehirn funktioniere wie eine Kamera. Es nehme die Information von «draußen» auf und mache daraus im Gehirn eine Art Foto. Heute wissen wir es besser. Unser Bild der Welt ist keine Fotografie. Es ist vielmehr ein Konstrukt des Gehirns, das so fließend ist, so subtil und so überzeugend, dass es exakt zu sein scheint. Aber manchmal ist das eben nicht der Fall.

Um zu begreifen, warum es absolut normal sein kann, einen zehnjährigen Jungen mit einem Stock für einen Guerillakämpfer mit Kalaschnikow zu halten, betrachten wir die Situation doch mal aus der Perspektive des Gehirns.

Von dem Moment Ihrer Geburt bis zu Ihrem letzten Atemzug sitzt Ihr Gehirn in einem dunklen, stillen Behälter namens Schädel. Tagein, tagaus empfängt es über Augen, Ohren, Nase und andere Sinnesorgane Daten von der Außenwelt. Diese Daten kommen nicht als klar erkennbare Bilder, Gerüche, Geräusche und andere Empfindungen an, die jeder von uns kennt. Vielmehr handelt es sich um eine Flut von Lichtwellen, chemischen Signalen und Veränderungen des Luftdrucks, die zunächst einmal keine eigene Bedeutung haben.

Konfrontiert mit diesen vieldeutigen Schnipseln an Sinnesdaten,[39] muss Ihr Gehirn irgendwie entscheiden, was es damit anstellen soll. Denn schließlich ist die wichtigste Aufgabe Ihres Gehirns, Ihren Körper so zu kontrollieren, dass es Ihnen gut geht. Ihr Gehirn muss sich dementsprechend auf das Trommelfeuer von Sinneseindrücken einen Reim machen, damit Sie nicht die Treppe hinunterfallen oder zum Mittagessen für ein wildes Tier werden.

Wie aber dechiffriert Ihr Gehirn diese Sinnesdaten nun, damit es weiß, was als Nächstes zu tun ist? Würde es nur mit den mehrdeutigen Informationen arbeiten, die ihm unmittelbar zur Verfügung stehen, dann würden Sie im Meer der Ungewissheit treiben und so lange wild herumfuchteln, bis Sie endlich die bestmögliche Reaktion gefunden hätten. Glücklicherweise verfügt Ihr Gehirn über eine zusätzliche Informationsquelle: das Gedächtnis. Ihr Gehirn kann sich auf lebenslange frühere Erfahrungen stützen – und nicht nur Ihre eigenen, sondern auch fremde Erfahrungen, erworben durch Freunde, Bücher, Filme und andere Quellen. Ihr Gehirn liest im Nu Teile früherer Erfahrungen aus elektrochemischer Aktivität ab, während Ihre Neuronen in diesem ständig sich wandelnden Netzwerk Informationen hin und her schicken. Das Gehirn setzt diese Einzelteile zu Erinnerungen zusammen,[40] die helfen, eine Hypothese über die Bedeutung der erhaltenen Sinnesdaten zu formulieren. Dann kann Ihr Gehirn abschätzen, was zu tun ist.

In Ihren früheren Erfahrungen ist aber nicht nur gespeichert, was Sie in der Welt alles erlebt haben, sondern auch, was dabei in Ihrem Körper vorging. Raste das Herz? Ging Ihre Atmung schwer? Ihr Gehirn fragt sich in jedem

Moment (natürlich nur metaphorisch gesprochen): «Als ich das letzte Mal eine ähnliche Situation erlebt habe, als mein Körper in einem ähnlichen Zustand war, *was habe ich da getan*?» Die Antwort muss nicht hundertprozentig auf die jetzige Situation passen – sie muss ihr nur so nahe kommen, dass Ihr Gehirn einen sinnvollen Aktionsplan austüfteln kann, der Ihr Überleben oder vielleicht sogar noch Ihr Wohlbefinden sicherstellt.

Damit ist zwar erklärt, wie das Gehirn die nächsten Aktivitäten des Körpers plant. Wie aber erschafft das Gehirn anhand einiger Rohdaten aus der Außenwelt eine gestochen scharfe Erfahrung wie «Guerillakämpfer im Wald»? Wie kommt es von etwas Herzklopfen zu einem Gefühl des Entsetzens? Ihr Gehirn erschafft – auch in diesem Fall – die Vergangenheit neu, indem es sich fragt: «Als ich das letzte Mal eine ähnliche Situation erlebt habe, als mein Körper in einem ähnlichen Zustand war und eine ähnliche Aktivität vorbereitete, *was habe ich da gesehen*? Was habe ich *empfunden*?» Die Antwort darauf wird zu Ihrer Erfahrung. In anderen Worten: Ihr Gehirn kombiniert Informationen von außerhalb *und innerhalb* Ihres Kopfes und schafft daraus alles, was Sie sehen, hören, riechen, schmecken und durch Berührung erfahren.

Hier ein schönes Beispiel, das zeigt, wie massiv Ihre Erinnerung bestimmt, was Sie sehen. Gucken Sie sich die drei Zeichnungen auf der folgenden Seite an.

In diesem Moment versuchen, von Ihnen unbemerkt, Milliarden Neuronen in Ihrem Schädel, diesen Linien und Klecksen eine Bedeutung zuzuordnen. Ihr Gehirn kramt in früheren Erfahrungen herum und stellt Tausende Hypo-

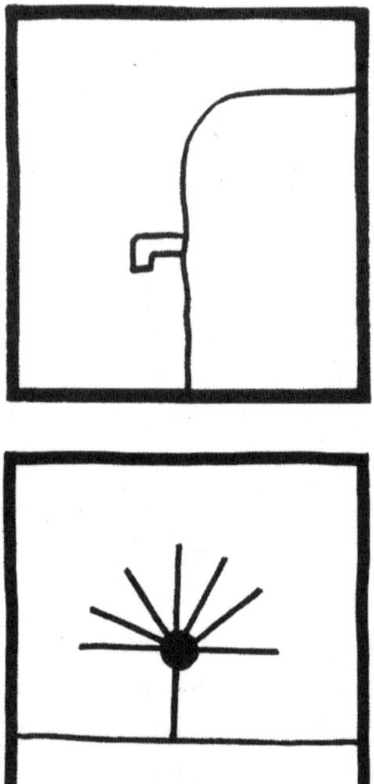

Was sehen Sie?

Aus: *The Ultimate Droodles Compendium* von Roger Price

thesen auf. Es wägt Wahrscheinlichkeiten ab und versucht eine Antwort zu finden auf die Frage: «Was stellt dieses Licht von der und der Wellenlänge vermutlich dar?» Und das passiert schneller, als Sie mit den Fingern schnippen können.

Was also sehen Sie? Ein paar schwarze Linien und Kleckse? Und was passiert, wenn wir Ihrem Gehirn ein bisschen mehr Information geben? Blättern Sie vor zu Seite 179 des Anhangs. Lesen Sie die dazugehörige Anmerkung.[41] Und dann sehen Sie sich die Zeichnungen noch mal an.

Nun sehen Sie vermutlich vertraute Objekte, wo vorher nur ein paar Linien und Punkte waren. Ihr Gehirn erschafft Erinnerungen aus ein paar Bit früherer Erfahrungen, die über die rein visuelle augenblickliche Wahrnehmung hinausgehen und Sinn ergeben. In diesem Prozess verändert das Gehirn buchstäblich das Feuern seiner eigenen Neuronen. Jetzt erkennen Sie Objekte, die Sie nie zuvor gesehen haben. Die Linien und Punkte haben sich indes nicht verändert – Sie schon.

Kunst, vor allem abstrakte Kunst, ist möglich, weil das menschliche Gehirn das erschafft, was zu seiner Erfahrung wird. Wenn Sie ein kubistisches Bild von Picasso betrachten und darauf Menschen erkennen, dann funktioniert das nur, weil Sie Bilder von Menschen abgespeichert haben, die Ihrem Gehirn helfen, aus den abstrakten Elementen Bedeutung zu generieren. Der Maler Marcel Duchamp sagte einmal, dass ein Künstler nur 50 Prozent des Kunstwerks schaffe. Die restlichen 50 Prozent würden im Gehirn des Betrachters kreiert. (Einige Künstler und

Philosophen nennen diese zweite Hälfte den «Anteil des Betrachters»[42].)

Ihr Gehirn konstruiert aktiv Ihre Erfahrungen. Jeden Morgen wachen Sie auf und erleben eine Welt voller Sinneseindrücke. Sie spüren das Bettzeug auf der Haut. Vielleicht hören Sie Geräusche, die Sie geweckt haben, einen Wecker oder die zwitschernden Vögel oder Ihren schnarchenden Partner. Vielleicht riechen Sie auch den Duft frisch gebrühten Kaffees. Diese Sinneseindrücke scheinen direkt in Ihren Kopf zu fliegen, als wären Augen, Nase, Mund, Ohren und Haut offene Fenster zur Welt. Aber Sie empfinden sie nicht mit den Sinnesorganen. Sie empfinden sie mit Ihrem Gehirn.

Was Sie sehen, ist eine Kombination aus dem, was da draußen wirklich ist und was Ihr Gehirn daraus macht. In dem, was Sie hören, verschmelzen die Außenwelt und das, was in Ihrem Gehirn ist. Und das gilt auch für alle anderen Sinne.

Auf die gleiche Art konstruiert Ihr Gehirn Ihre Körpererfahrungen. Ihre Schmerzen, Ihre Ängste und andere innere Empfindungen sind eine Kombination dessen, was in Ihrem Gehirn vorgeht, und dessen, was tatsächlich in Ihren Lungen, Ihrem Herzen, Ihren Eingeweiden, Ihren Muskeln etc. passiert. Ihr Gehirn stellt Informationen aus früheren Erfahrungen zur Verfügung, die Ihnen erlauben, diesen Empfindungen einen Sinn zu geben. Zum Beispiel verspüren manche Menschen Hunger, wenn sie nicht genug geschlafen haben und sich matt fühlen. (Weil sie früher einmal, als sie ausgepowert waren, eben Hunger hatten.) Nun meinen sie, dass ein kleiner Snack sie wieder auf die Beine bringt, dabei sind sie einfach nur müde, weil sie zu wenig Schlaf hatten. Diese konstruierte Hungererfahrung führt dann häufig zu unerwünschter Gewichtszunahme.

Nun können wir uns wieder der Frage zuwenden, weshalb unser Soldat aus einem Kuhhirten einen Guerillakämpfer machte. Sein Gehirn überlegte: «Mein Wissen über diesen Krieg und dazu die Tatsache, dass ich mit meinen Kameraden tief im Wald bin, mein Herz wie wild klopft, ich ein Gewehr halte und etwas vor mir sehe, das sich bewegt, vielleicht auch etwas Spitzes: Was sollte ich folglich als Nächstes *sehen*?» Und sein Gehirn beantwortete sich diese Frage mit: «Guerillakämpfer.» In dem Moment stimmten das Geschehen in seinem Kopf und das, was außerhalb passierte, nicht überein, aber die Information aus dem Inneren hatte mehr Gewicht.

Meistens sehen Sie Kühe, wenn Sie Kühe angucken. Aber sicher haben auch Sie schon wie jener Soldat eine Erfahrung gemacht, bei der die Information in Ihrem Kopf über die Daten aus der Außenwelt siegte. Waren Sie schon mal überzeugt, das Gesicht eines Freundes in der Menge zu erkennen, doch beim Näherkommen stellte sich heraus, dass Sie sich getäuscht hatten? Oder haben Sie mal gedacht, Ihr Handy würde vibrieren, aber als Sie es herausholten, stimmte das gar nicht? Oder spielte Ihr Gehirn jemals in Endlosschleife einen Song ab, den Sie nicht mehr loswurden? Neurowissenschaftler sagen gerne, dass Ihre Alltagserfahrung eine sorgfältig kontrollierte Halluzination ist,[43] die von der Welt und Ihrem Körper, hauptsächlich aber von Ihrem Gehirn erzeugt wird. Dieses erschafft all Ihre Erfahrungen und lenkt all Ihr Tun. Das ist der normale Weg, auf dem Ihr Gehirn Sinnesdaten mit Bedeutung ausstattet, und Sie merken das so gut wie nie.

Mir ist schon klar, dass diese Schilderung dem gesunden Menschenverstand widerspricht, und dabei ist das noch nicht mal die ganze Wahrheit. Denn der gesamte Konstruktionsprozess läuft *vorausschauend* ab. Die Wissenschaft ist sich mittlerweile ziemlich sicher, dass Ihr Gehirn die momentanen Veränderungen in Ihrer Umwelt schon wahrnimmt, bevor die Lichtwellen, Botenstoffe und anderen Sinnesdaten im Gehirn ankommen. Das Gleiche gilt für die Veränderungen im Körper, die von einem Augenblick auf den anderen passieren – Ihr Gehirn spürt sie schon, bevor die entsprechenden Daten von Ihren Organen, Hormonen und anderen Körpersystemen eintreffen. Sie erleben Ihre Sinne nicht so, aber in der eben beschriebenen Art und Weise geht Ihr Gehirn mit der Welt um und kontrolliert Ihren Körper.

Sie müssen mir das nicht einfach blind glauben. Denken Sie nur mal daran, als Sie das letzte Mal aus Durst ein Glas Wasser getrunken haben. Sekunden, nachdem der letzte Tropfen die Kehle hinunterlief, fühlten Sie sich schon weniger durstig. Das hört sich recht banal an, aber tatsächlich braucht Wasser etwa zwanzig Minuten, um in Ihren Blutkreislauf einzutreten. Es kann nicht innerhalb weniger Sekunden Ihren Durst löschen. Was also lindert den Durst? Die Vorhersage. Ihr Gehirn plant die Aktion des Trinkens und Schluckens und lässt sie dann vom Körper ausführen. Gleichzeitig antizipiert es die Wirkung der Wasseraufnahme, was zur Folge hat, dass Sie sich gleich viel weniger durstig fühlen, obwohl das Wasser noch gar nicht in Ihrem Blutkreislauf angekommen ist.

Vorhersagen sind auch der Grund, warum Sie Lichtwellen als Objekte wahrnehmen. Warum Sie aus Druckschwankungen in der Luft erkennbare Laute heraushören. Warum aus chemischen Stoffen Geruchs- und Geschmackserlebnisse werden. Sie sind der Grund, weshalb Sie die schwarzen Schnörkel auf dieser Seite als Buchstaben und Worte und Ideen identifizieren können. Warum es sich unbefriedigend anfühlt, wenn in einem Satz das letzte Wort.

Wissenschaftler glaubten schon vor über einem Jahrhundert, dass das Gehirn ein Vorhersageorgan ist. Doch wirklich entschlüsselt wurde dies erst vor Kurzem. Sie haben vermutlich schon von Iwan Pawlow gehört, dem Physiologen aus dem 19. Jahrhundert, der seinen Hunden beibrachte, bei einem Lautsignal (meist liest man, er habe eine Glocke verwendet, in Wirklichkeit aber handelte es sich um ein Metronom) zu speicheln. Immer wenn die Hunde gefüttert wurden, ließ Pawlow das Metronom laufen, bis sie auch dann Speichel produzierten, wenn sie kein Futter bekamen und nur das Ticken hörten. Pawlow wurde für die Entdeckung dieses Effekts – die klassische Konditionierung – der Nobelpreis verliehen. Was ihm nicht klar war: dass er auch entdeckt hatte, wie das Gehirn seine Voraussagen anstellt. Seine Hunde reagierten nämlich nicht auf den Klang mit Speicheln. Ihr Gehirn sah vielmehr die Erfahrung des Gefüttertwerdens voraus und bereitete den Körper darauf vor, das Futter aufzunehmen und zu verdauen.

Sie können nun ein sehr ähnliches Experiment an

sich selbst durchführen. Stellen Sie sich Ihre Lieblingsspeise vor. (In meinem Fall ein ordentliches Stück dunkler Schokolade mit Meersalz.) Stellen Sie sich vor, wie sie riecht, wie sie schmeckt und wie sie sich im Mund anfühlt. Und? Läuft Ihnen schon das Wasser im Mund zusammen? Mir schon, und das, obwohl ich es hier nur aufschreibe. Metronom überflüssig. Wenn ein Neurowissenschaftler jetzt mein Gehirn scannen würde, würde er eine erhöhte Aktivität in den Neuronengruppen registrieren, die für den Geschmacks- und Geruchssinn verantwortlich sind. Und in den Neuronen natürlich, die den Speichelfluss steuern.

Wenn diese kleine Demonstration Sie dazu gebracht hat, den Geschmack oder Geruch Ihrer Leibspeise zu empfinden, dann haben Sie das Feuern Ihrer Neuronen auf die gleiche Weise verändert, wie dies automatische Vorhersagen gewöhnlich tun. Das ist ein ähnlicher Prozess wie vorhin, als Sie die Abbildungen auf S. 84 betrachtet haben. In beiden Fällen haben wir Beispiele absichtlich konstruiert, um aufzudecken, was Ihr Gehirn ansonsten ganz natürlich und automatisch macht.

Im wahrsten Sinne des Wortes sind Vorhersagen quasi Selbstgespräche Ihres Gehirns. Eine Gruppe Neuronen schätzt ab, was in unmittelbarer Zukunft passieren wird, und zwar aufgrund der Kombination aus Vergangenheit und Zukunft, die Ihr Gehirn heraufbeschwört. Diese Einschätzung wird dann an andere Neuronen in anderen Gehirnarealen weitergegeben und ändert deren Aktivitätsmuster. In der Zwischenzeit mischen sich Sinnesdaten aus der Welt und dem Körper in das Gespräch ein und bestätigen (oder widerlegen) die Vorhersage, die Sie als Ihre Realität erfahren.

In Wirklichkeit aber verläuft dieser Vorhersageprozess nicht ganz so linear. Üblicherweise muss Ihr Gehirn dabei Entscheidungen treffen, wie es mit einer bestimmten Situation umgeht. Daher stellt es eine ganze Reihe von Vorhersagen an und schätzt die Wahrscheinlichkeit jeder einzelnen ab. Wird dieses Rascheln im Wald verursacht durch den Wind, ein Tier, einen feindlichen Guerillakämpfer oder einen Kuhhirten? Ist das lange, braune Ding ein Zweig, ein Stock oder ein Gewehr? Letztlich greift dann von Moment zu Moment eine bestimmte Vorhersage. Meist ist es die, die am besten zu den eintreffenden Sinnesdaten passt, aber längst nicht jedes Mal. Wie auch immer, die favorisierte Vorhersage wird zu Ihrer Sinneserfahrung und Ihrem Handeln.

Während Ihr Gehirn Vorhersagen trifft, überprüft es sie anhand der Sinnesdaten, die es aus der Außenwelt beziehungsweise aus dem Körper bekommt. Was jedoch als Nächstes passiert, verblüfft mich immer noch, selbst als Neurowissenschaftlerin. Falls Ihr Gehirn eine gute Vorhersage getroffen hat, *feuern Ihre Neuronen bereits* in einem Aktivitätsmuster, das zu den eintreffenden Sinnesdaten passt. Was bedeutet, dass die Sinnesdaten keinen anderen Nutzen haben, als die Vorhersage Ihres Gehirns zu bestätigen. Was Sie in der Welt sehen, hören, riechen und schmecken und was Sie in diesem Moment in Ihrem Körper empfinden, ist *in vollem Umfang ein Konstrukt in Ihrem Kopf*. Durch seine Vorhersage hat Sie Ihr Gehirn schon aufs Handeln vorbereitet.

Damit ist Folgendes gemeint: Stellen Sie sich vor, die Guerillakämpfer, die der Soldat vor sich sah, wären tatsächlich da gewesen. Aus der Perspektive seines Gehirns hätten die realen Kämpfer die Vorhersage nur bestätigt, denn das Gehirn hat den Anblick, die Geräusche und Gerüche der Guerilla schon vorher konstruiert. Es hat die Körperbuchführung des Soldaten angepasst und ihn aufs Handeln eingestimmt. In diesem Fall darauf, anzulegen und zu schießen.

In Wirklichkeit aber fabrizierte das Gehirn des Soldaten eine falsche Vorhersage. Es sah einen Trupp Guerillakämpfer mit Maschinengewehren, wo sich tatsächlich ein Hütejunge mit seinem Hirtenstab und ein paar Tiere befanden. In dieser Situation hatte das Gehirn zwei Optionen. Option eins: anhand der eingehenden Sinnesdaten die Vorhersage anzupassen und eine neue, korrigierte Erfahrung zu erzeugen, die eines Jungen mit seinen Kühen. Diese neue Vorhersage würde im Gehirn des Soldaten Spuren hinterlassen, die beim nächsten Mal die Vorhersage verbessern. Wissenschaftler haben natürlich auch dafür einen schicken Namen gefunden. Wir nennen das «Lernen».

Das Gehirn des Soldaten aber entschied sich für Option zwei: Es blieb trotz der eingehenden Daten bei seiner Vorhersage. Das kann viele Gründe haben. Einer davon ist, dass sein Gehirn davon ausging, dass sein Leben in Gefahr ist. Gehirne sind nicht auf Genauigkeit ausgerichtet. Sie sind so verschaltet, dass sie uns am Leben erhalten.

Wenn Ihr vorhersagendes Gehirn richtigliegt, schafft es Ihre Wirklichkeit. Liegt es falsch, schafft es immer noch die Wirklichkeit und lernt hoffentlich aus seinen Fehlern.

Es ist ein Glück, dass ein Kamerad seine Hand auf die Schulter des Soldaten legte und ihn dazu brachte, nochmals hinzusehen. So konnte sein Gehirn eine neue Vorhersage abgeben.

Und nun der letzte Nagel am Sarg des gesunden Menschenverstandes: All diese Vorhersagen finden *in gegenläufiger Richtung* zu unserem Empfinden statt. Sie und ich scheinen zuerst Sinneserfahrungen zu machen und dann zu handeln. Sie sehen einen Feind und heben danach das Gewehr. Aber in Ihrem Gehirn kommt die Sinneserfahrung erst an zweiter Stelle. Ihr Gehirn ist so verschaltet, dass es Sie zuerst aufs Handeln vorbereitet – zum Beispiel den Finger auf den Abzug zu legen – und Ihre Körperbuchführung so ausrichtet, dass sie diese Bewegung unterstützt. Die Verschaltung sorgt außerdem dafür, dass es diese Vorhersagen an Ihre Sinnessysteme weiterleitet, die das Gefühl von kaltem Stahl an der Fingerkuppe und das Herzrasen vorhersagen. Im Fall unseres Soldatenfreunds hörte sein Gehirn raschelnde Blätter und brachte ihn dazu, das Gewehr zu heben und Feinde zu sehen, die nicht da waren.

Ja, Ihr Gehirn ist darauf ausgerichtet, Ihr Handeln anzustoßen, *bevor* Sie das auch nur merken. Das ist wirklich der Hammer. Denn schließlich handeln Sie im Alltag doch gewöhnlich nach bewussten Entscheidungen, oder nicht? Zumindest scheint es so. Ein Beispiel: Sie beschließen, dieses Buch zu nehmen und diese Worte zu lesen. Aber das Gehirn ist, wie gesagt, ein Vorhersageorgan. Auf Basis Ihrer früheren Erfahrungen und Ihres augenblicklichen Erlebens zettelt es die nächsten Handlungen an, ohne dass

Sie sich dessen überhaupt bewusst sind. In anderen Worten: Ihr Handeln steht unter Kontrolle Ihrer Erinnerungen und Ihrer Umwelt. Heißt das nun, dass Sie keinen freien Willen haben? Wer ist denn dann verantwortlich für Ihr Tun?

Philosophen und andere Gelehrte diskutieren über den freien Willen mehr oder weniger seit Erfindung der Philosophie. Vermutlich werden auch wir diese Streitfrage hier nicht lösen können. Nichtsdestotrotz können wir ein Puzzlestückchen beitragen, das häufig übersehen wird.

Denken Sie daran, wie Sie das letzte Mal auf Autopilot waren. Vielleicht beim Nägelkauen. Oder die Verbindung zwischen Lippen und Gehirn war ein bisschen zu gut geölt, und Sie haben etwas zu einem Freund gesagt, das Ihnen später leidtat. Oder Sie wenden Ihre Augen kurz vom spannenden Fernsehthriller ab und merken, dass Sie eine ganze Tüte Chips verdrückt haben. In diesen Augenblicken nutzte Ihr Gehirn seine Vorhersagemacht, um Ihre Handlungen zu steuern, und Sie hatten nicht das Gefühl, das bewusst getan zu haben. Hätten Sie in diesem Augenblick auch mehr Kontrolle ausüben und Ihr Verhalten ändern können? Möglicherweise, aber das wäre nicht einfach. Waren Sie dann für dieses Tun verantwortlich? Mehr, als Sie zu glauben scheinen.

Die Vorhersagen, die Ihr Handeln steuern, kommen ja nicht aus dem Nirgendwo. Hätten Sie nicht als Kind schon Nägel gekaut, würden Sie das als Erwachsener vermutlich auch nicht tun. Hätten Sie die bedauerlichen Worte, die Sie Ihrem Freund an den Kopf geworfen haben, nie gelernt, könnten Sie sie jetzt nicht aussprechen. Hätten

Sie nie Geschmack an Chips gefunden … Nun, Sie wissen vermutlich, worauf ich hinauswill. Ihr Gehirn prognostiziert Ihr Handeln und bereitet es vor, indem es auf frühere Erfahrungen setzt. Könnten Sie mit dem Zauberstab Ihre Vergangenheit ändern, dann würde Ihr Gehirn in der Gegenwart andere Voraussagen treffen, und Sie würden anders handeln und die Welt anders erleben.

Die Vergangenheit zu ändern ist unmöglich, aber mit ein bisschen Anstrengung können Sie verändern, wie Ihr Gehirn in der Zukunft Voraussagen trifft. Sie können ein wenig Zeit und Energie investieren, um Neues zu lernen. Sie können neue Erfahrungen machen, neue Aktivitäten ausprobieren. Alles, was Sie heute lernen, sorgt dafür, dass Ihr Gehirn morgen andere Vorhersagen trifft.

Ein Beispiel: Jeder von uns ist nervös, wenn er vor einer Prüfung steht. Manche Menschen aber lähmt diese Angst förmlich. Aufgrund ihrer früheren Erfahrungen initiiert das Gehirn durch seine Vorhersagen Herzrasen und schweißnasse Hände. Das Gefühl ist so stark, dass diese Menschen die Prüfung nicht zu Ende schreiben können. Geschieht dies häufig, fallen sie durch und müssen vielleicht sogar von der Schule abgehen. Der Knackpunkt dabei? Herzrasen heißt nicht unbedingt, dass Sie Angst haben. Forschungsarbeiten zeigen, dass Schüler lernen können, ihre körperlichen Symptome nicht als Zeichen von Angst, sondern als entschlossene Bereitschaft zu deuten. Wenn ihnen das gelingt, schneiden sie bei Prüfungen besser ab. Die Entschlossenheit wiederum wird wie ein Samen im Gehirn abgelegt und ändert damit die Vorhersagen in der Zukunft. Das Herz rast nicht länger unkontrolliert, sondern schlägt auf ein Ziel hin. Wenn sie das oft genug üben, bestehen sie die Prüfung, vielleicht sogar das Seminar und machen am Ende ihren Abschluss. Und das hat enorme Auswirkungen darauf, wie viel sie später verdienen.

Ebenso ist es möglich, Vorhersagen zu ändern, um anderen Menschen mit mehr Mitgefühl zu begegnen. Eine Organisation namens Seeds of Peace (Samen des Friedens) versucht, Vorhersagen zu verändern, indem sie Menschen aus verfeindeten Kulturen zusammenbringt, wie junge Israelis und Palästinenser oder Inder und Pakistani. Die Teenager machen Ferien in einem Camp. Sie spielen miteinander Fußball, fahren Kanu und machen Führungstrainings. Und sie können in diesem positiven Umfeld auch über die Spannungen zwischen ihren Kulturen reden. Dadurch werden neue Erfahrungen geschaffen, die die Jugendlichen dazu anregen, ihre künftigen Vorhersagen zu ändern. In der Hoffnung, zwischen den Kulturen Brücken zu bauen, was letztlich zu einer friedlicheren Welt führt.

Im kleineren Maßstab können auch Sie selbst etwas Ähnliches versuchen. Viele Menschen haben heute das Gefühl, dass wir in einer durch und durch polarisierten Welt leben, in der Menschen Andersdenkenden nicht mehr mit Höflichkeit begegnen. Wenn Sie das gerne ändern würden, hätte ich eine Aufgabe für Sie. Wählen Sie ein kontroverses politisches Thema, zu dem Sie eine ganz klare Meinung haben. In den Vereinigten Staaten gehören dazu Abtreibung, Waffenbesitz, Religion, die Polizei, der Klimawandel oder Entschädigungszahlungen für die Sklaverei. Das Thema kann auch der Lokalpolitik entstammen. Und dann machen Sie sich jeden Tag fünf Minuten lang die Mühe, die Frage aus der Perspektive derer zu betrachten, mit denen Sie nicht einer Meinung sind. Also nicht im Geiste mit ihnen zu streiten, sondern sich um Verständnis dafür zu bemühen, wie jemand, der genauso intelligent ist wie Sie, das Gegenteil von dem glauben kann, was Sie denken.

Ich fordere Sie nicht auf, Ihre Meinung zu ändern. Ich sage auch nicht, dass die Aufgabe leicht ist. Sie müssen dafür etwas von Ihrem Körperkonto abheben, und das fühlt sich vielleicht unangenehm, ja sinnlos an. Aber wenn Sie ehrlich versuchen, den Standpunkt eines anderen zu verstehen, können Sie Ihre künftigen Vorhersagen über diese Menschen ändern. Können Sie ehrlich sagen «Ich bin absolut nicht derselben Meinung, aber ich verstehe, warum diese Leute das glauben», dann sind Sie einer weniger polarisierten Welt einen Schritt näher gekommen. Und das ist kein akademischer, liberaler Hokuspokus. Diese Strategie beruht auf wissenschaftlichen Erkenntnissen über Ihr vorhersagendes Gehirn. Ihre Vergangenheit prägt Ihre künftigen Handlungen und Erfahrungen.

Jeder, der je eine Fähigkeit erlernt hat, sei es Autofahren oder Schuhbinden, weiß, dass das, was heute noch einige Anstrengung erfordert, morgen schon automatisch vonstattengeht, wenn man nur genug übt. Automatisch laufen diese Dinge deshalb ab, weil sich Ihr Gehirn durch Stärken und Stilllegen so verändert hat, dass es andere Vorhersagen trifft, die zu anderen Handlungsmustern führen. In der Folge erleben Sie sich und Ihre Umwelt anders. Das ist eine Form des freien Willens oder zumindest etwas, das wir vertretbar als freien Willen bezeichnen können. Wir haben ja die Wahl, welchen Dingen wir uns aussetzen und welchen nicht.

Damit will ich sagen, dass Sie Ihr Verhalten im Eifer des Gefechts vielleicht nicht ändern können – aber Sie haben die Möglichkeit, Ihre Vorhersagen zu beeinflussen, *bevor* es überhaupt zum Gefecht kommt. Mit einiger Übung können Sie sicherstellen, dass bestimmte Automatismen eher ablaufen als andere. So haben Sie mehr Kontrolle über Ihre künftigen Handlungen und Erfahrungen, als Sie vielleicht glauben.

Ich weiß nicht, wie es Ihnen geht, aber ich finde, diese Aussicht hat etwas Hoffnungsvolles. Obwohl diese Kontrolle natürlich ihr Kleingedrucktes hat. Denn mehr Kontrolle heißt auch mehr Verantwortung. Wenn Ihr Gehirn nämlich auf die Welt nicht einfach nur reagiert, sondern sie vorhersagt und sogar seine eigene Verschaltung bestimmt, wer ist dann verantwortlich, wenn Sie sich negativ verhalten?[44] Genau: Sie.

Wenn ich von «Verantwortung» spreche, will ich damit nicht sagen, dass die Menschen für alle Tragödien in ihrem Leben selbst verantwortlich sind oder für das Leid, das sie in der Folge erfahren. Wir haben nicht immer die Wahl, was uns passiert. Ich gehe auch nicht davon aus, dass Menschen mit Depressionen, Angststörungen oder anderen schweren Erkrankungen ihr Leid selbst verursacht haben. Was ich sagen will, ist vielmehr: Manchmal sind wir verantwortlich für bestimmte Dinge, nicht weil wir sie verschuldet haben, sondern weil nur wir sie ändern können.

In Ihrer Kindheit kreierten Ihre Bezugspersonen die

Umwelt, die für die Verschaltung Ihres Gehirns sorgte. Ihre Bezugspersonen haben Ihre Nische geschaffen, Sie selbst haben sich diese Nische nicht ausgesucht – Sie waren ja noch ein Baby. Also sind Sie nicht verantwortlich für die frühkindliche Verschaltung Ihres Gehirns. Wenn Sie mit Menschen groß wurden, die einander sehr ähnlich waren, ähnliche Kleidung trugen, ähnliche Überzeugungen hatten, den gleichen Glauben teilten oder einander in Hautfarbe oder Gestalt stark ähnelten, dann haben diese Ähnlichkeiten das Bild vom Menschen bestimmt, das Ihr Gehirn erwartet und aufgrund dessen es seine Vorhersagen trifft. Ihrem sich entwickelnden Gehirn wurde eine bestimmte Bahn vorgezeichnet.

Aber wenn Sie erwachsen sind, ist das anders. Sie können mit den unterschiedlichsten Menschen Kontakt schließen. Sie können die Überzeugungen, die man Ihnen als Kind mitgegeben hat, ändern. Sie können Ihre Nische neu einrichten. Ihre Handlungen werden zu den künftigen Vorhersagen Ihres Gehirns, und diese wiederum beeinflussen Ihre künftigen Aktivitäten. Sie haben also durchaus die Freiheit, Ihre Vorhersagen neu und anders auszurichten. Und natürlich haben Sie auch eine gewisse Verantwortung für das Endergebnis. Nicht jeder Mensch kann sich zu 100 Prozent aussuchen, was er verbessern kann, aber jeder Mensch kann sich zumindest *ansatzweise* dafür entscheiden, etwas anders zu machen als bisher.

Als stolzer Besitzer eines vorhersagenden Gehirns haben Sie mehr Kontrolle über Ihre Handlungen und Erfahrungen, als Sie vielleicht denken. Und auch mehr Verantwortung, als Sie gerne hätten. Aber wenn Sie diese

Verantwortung annehmen, ergeben sich viele neue Möglichkeiten. Wie könnte Ihr Leben dann aussehen? Was für ein Mensch könnten Sie werden?

Lektion Nr. 5
Ihr Gehirn arbeitet heimlich mit anderen Gehirnen zusammen

Wir Menschen sind eine soziale Spezies. Wir leben in Gruppen. Wir kümmern uns umeinander. Wir erschaffen Zivilisationen. Unsere Fähigkeit zur Zusammenarbeit war ein massiver Anpassungsvorteil, der uns ermöglichte, nahezu jedes Habitat auf der Erde zu besiedeln und in mehr Klimazonen zu überleben als jede andere Tierart – von den Bakterien mal abgesehen.

Zu dieser sozialen Natur gehört auch die gegenseitige Regulation unseres Körperbudgets – die Art also, wie unser Gehirn unsere körperlichen Ressourcen verwaltet, die wir Tag für Tag brauchen. Wie wir mittlerweile wissen, helfen die Bezugspersonen dem Gehirn von Babys, eine effektive Körperbuchführung zu etablieren (oder eine schlechte wie im Fall der rumänischen Waisenkinder), während es auf die Umwelt reagiert und sich entsprechend verschaltet. Doch die wechselseitige Regulation des Körperbudgets endet auch dann nicht, wenn das Gehirn längst ausgewachsen ist. Tatsächlich zahlen wir, ohne uns dessen bewusst zu sein, unser Leben lang auf das Körperkonto anderer Menschen ein oder heben davon etwas ab. Und andere Menschen machen dasselbe bei uns. Diese permanenten unbemerkten Transaktionen haben ihre Vor- und Nachteile, die unsere Art zu leben massiv beeinflussen.

Wie aber wirken die Menschen in Ihrem Umfeld auf Ihre Körperbuchführung ein, sodass sich Ihr erwachsenes Gehirn neu verschaltet? Nun, Ihr Gehirn verändert seine Vernetzung ja nach jeder neuen Erfahrung, ein Prozess, den wir – Sie erinnern sich – «Plastizität» nennen. Mikroskopisch kleine Teile Ihrer Neuronen ändern sich jeden Tag ein bisschen, indem neuronale Pfade verstärkt oder stillgelegt werden. Zum Beispiel können sich die Dendriten eines Neurons stärker verzweigen, was die Verbindungen zu anderen Neuronen effizienter macht. Diese Umgestaltung erfordert Energie aus Ihrem Körperbudget. Daher braucht Ihr Gehirn einen guten Grund für eine Auszahlung. Ein sehr guter Grund ist beispielsweise, dass die neuen Verbindungen häufig eingesetzt werden, um mit Ihren Mitmenschen Kontakt zu halten. Wenn Sie also mit anderen Leuten Umgang pflegen, wird dadurch Ihr Gehirn schrittweise angepasst.

Manche Gehirne stellen sich besser auf ihre soziale Umwelt ein als andere, aber die meisten Menschen haben jemanden. (Selbst Psychopathen sind von anderen abhängig, wenn auch auf eine unheilvolle Art und Weise.) Letztlich tragen Angehörige, Freunde, Nachbarn und sogar Fremde zu Ihrer Gehirnstruktur und -funktion bei. Sie helfen Ihrem Gehirn dabei, Ihren Körper fit zu halten.

Diese Co-Regulation zeigt messbare Effekte. So ziehen körperliche Veränderungen häufig ebensolche Veränderungen bei den Menschen in der unmittelbaren Umgebung nach sich, ob nun beim Partner, bei Freunden oder bei Fremden, die sich zum ersten Mal begegnen. Wenn wir mit jemandem zusammen sind, der uns am Herzen liegt, synchronisieren sich sogar die Atemfrequenz und der Herzschlag, ob wir nun munter plaudern oder hitzig streiten. Diese Art körperlicher Verbindung ist auch bei Kindern und ihren Bezugspersonen zu beobachten, bei Therapeuten und ihren Klienten, bei den Teilnehmern eines Yogakurses und bei den Mitgliedern eines Chors. Häufig spiegeln wir Bewegungen in einer Art Tanz, dessen wir uns nicht bewusst sind und zu dem unsere Gehirne die Choreografie liefern. Einer führt, der andere folgt, und manchmal werden diese Rollen auch getauscht. Mögen wir unser Gegenüber aber nicht oder misstrauen ihm, dann verhält sich unser Gehirn wie ein Tanzpartner, der dem anderen auf die Zehen tritt.

Auch durch unsere Aktivitäten wirken wir auf das Körperbudget unserer Mitmenschen ein. Wenn Sie Ihre Stimme erheben oder die Stirn runzeln, beeinflussen Sie die körperliche Reaktion Ihres Gegenübers, zum Beispiel seine Herzfrequenz und die chemischen Stoffe, die in die Blutbahn ausgeschüttet werden. Leidet ein geliebter Mensch Schmerzen, dann können Sie das Leid allein schon dadurch verringern, indem Sie seine Hand halten.

Das Leben als soziale Spezies bietet dem Homo sapiens eine ganze Reihe von Vorteilen. Einer ist, dass wir länger leben, wenn wir enge und förderliche Beziehungen zu anderen Menschen haben. Wenn Sie und Ihr Partner Ihre Beziehung als liebevoll und fürsorglich einschätzen, wenn Sie füreinander da sind und das Leben einfach schöner ist, wenn Sie zusammen sind, dann ist die Wahrscheinlichkeit wesentlich geringer, dass Sie beide krank werden. Und falls Sie schon eine ernsthafte Erkrankung wie Krebs oder ein Herzleiden haben, ist die Wahrscheinlichkeit größer, dass Sie davon genesen. Das haben Studien mit verheirateten Paaren ergeben, aber die Ergebnisse lassen sich auch auf Freundschaften übertragen und sogar auf die Beziehung zu Haustieren.

Ein weiterer Vorteil der sozialen Natur des Menschen ist die Tatsache, dass wir unsere Arbeit besser erledigen, wenn wir Kollegen und Vorgesetzte haben, denen wir vertrauen können. Manche Arbeitgeber fördern dieses Vertrauensverhältnis aktiv und profitieren davon. Zum Beispiel dürfen die Mitarbeiter kostenlos in der Kantine oder in bestimmten Restaurants essen, was sie zum geselligen Beisammensein und zum gemeinsamen Brainstorming anregt. In manchen Büros gibt es genug Raum und Zeit, damit die Mitarbeiter sich abseits ihres Schreibtischs zusammensetzen können. Wenn Menschen in einer Umgebung zusammenarbeiten, in der sie einander vertrauen und besser miteinander harmonieren können, wird ihr Körperkonto weniger belastet. Die derart eingesparten Ressourcen können neue Ideen in Gang setzen.

Im Allgemeinen ist unsere soziale Natur also gut für uns, bringt aber auch ein paar Nachteile mit sich. Wir sind vielleicht gesünder und leben länger, wenn wir enge Beziehungen haben, aber wir erkranken und sterben eher, wenn wir uns dauerhaft einsam fühlen – und die Daten sagen, dass uns das etwa sieben Jahre unserer Lebenszeit kosten kann. Wenn uns niemand hilft, unser Körperbudget zu managen, ist das eine zusätzliche Belastung. Haben Sie je einen nahestehenden Menschen verloren, durch Trennung oder Tod, und das Gefühl gehabt, mit diesem Menschen sei auch ein Stück von Ihnen verschwunden? Das liegt daran, dass Sie tatsächlich ein Stück von sich verloren haben, nämlich eine Quelle, die Ihnen geholfen hat, Ihre Körpersysteme im Gleichgewicht zu halten. Von dem Dichter Alfred Lord Tennyson stammt der berühmte Satz: «Es ist besser, geliebt und verloren zu haben, als nie geliebt zu haben.»[45] Neurowissenschaftlich betrachtet fühlen Sie sich nach einer Trennung vielleicht am Rande des Todes, aber dauerhafte Einsamkeit verkürzt Ihr Leben tatsächlich. Das ist einer der Gründe, warum Einzelhaft – erzwungene Einsamkeit – eine Art Todesstrafe in Zeitlupentempo ist.

Ein überraschender Nachteil der gemeinsamen Körperbuchführung ist, dass es auch unser Mitgefühl beeinflusst. Wenn Sie anderen Menschen mitfühlend begegnen, sagt Ihr Gehirn voraus, was diese Menschen denken, fühlen und tun. Je vertrauter Ihnen der andere ist, desto sicherer kann Ihr Gehirn dessen innere Kämpfe vorhersagen. Das kommt uns ganz natürlich vor, so als würden wir tatsächlich die Gedanken unseres Gegenübers lesen. Doch das Ganze hat einen Haken: Steht Ihnen ein anderer Mensch weniger nah, fällt Ihnen Mitgefühl deutlich schwerer. Dann müssen Sie mehr über diesen Menschen in Erfahrung bringen, was aber mühevoll und folglich mit verstärktem Energieeinsatz verbunden ist, und das kann sich unangenehm anfühlen. Dies mag einer der Gründe sein, warum wir so wenig Mitgefühl aufbringen für Menschen, die anders aussehen oder einen anderen Glauben haben als wir selbst. Allein der Versuch geht einem gegen den Strich. Rein vom Stoffwechsel her betrachtet, ist es für das Gehirn kostspielig, wenn es mit Dingen zu tun hat, die es nur schlecht vorhersagen kann. Kein Wunder also, dass sich Menschen in Echokammern einschließen und nur solche Nachrichten und Meinungen zur Kenntnis nehmen, die bestätigen, was sie ohnehin schon glauben – so wird der Stoffwechsel weniger belastet und die unangenehme Erfahrung, etwas Neues lernen zu müssen, vermieden. Unglücklicherweise gehen damit die Aussichten gegen null, etwas zu erfahren, was ihre Meinung ändern könnte.

Der Mensch ist übrigens keineswegs die einzige Art, die sich mit wechselseitiger Regulation des Körperbudgets einen Anpassungsvorteil verschafft. Ameisen, Bienen und andere Insekten machen dies mithilfe bestimmter Botenstoffe, zum Beispiel mit Pheromonen. Säugetiere wie Ratten und Mäuse setzen zur Kommunikation Geruchsstoffe ein – zusätzlich zu Lauten und Berührungen. Primaten wie Schimpansen oder andere Affen wirken auch über den Gesichtssinn auf das Nervensystem ihrer Artgenossen ein. Was den Menschen im Tierreich einzigartig macht, ist die Tatsache, dass wir dies mit *Worten* tun. Ein nettes Wort kann Sie beruhigen, wenn eine Freundin Ihnen beispielsweise am Ende eines anstrengenden Tages ein Kompliment macht. Umgekehrt kann eine grobe Bemerkung Ihr Gehirn dazu veranlassen, eine Bedrohung vorherzusehen und Ihre Blutbahn mit Hormonen zu fluten, die kostbare Ressourcen von Ihrem Körperbudget vergeuden.

Die Macht der Worte überwindet Meere. Wenn ich jetzt die Worte «I love you» an eine Freundin in Belgien schicke, kann sie zwar meine Stimme nicht hören oder mein Gesicht nicht sehen, aber ich kann trotzdem ihre Herzfrequenz verändern, ihren Atem und ihren Stoffwechsel.

Ich könnte ihr auch eine doppeldeutige Nachricht schicken wie «Hast du die Haustür abgeschlossen?» und damit negativ auf ihr Nervensystem einwirken.

Tatsächlich lässt sich das Nervensystem nicht nur über räumliche, sondern auch über zeitliche Distanzen hinweg beeinflussen. Wenn Sie je durch die Lektüre uralter Weisheitstexte wie der Bibel oder des Korans innerlich zur Ruhe gefunden haben, wurde Ihr Körperkonto aufgefüllt von Menschen, die schon sehr lange tot sind. Bücher, Videos und Podcasts können Sie innerlich wärmen oder Ihnen Schauder über den Rücken jagen. Der Effekt hält vielleicht nicht allzu lange an, aber wir alle können durch Worte das Nervensystem unserer Mitmenschen ganz konkret beeinflussen, und zwar stärker, als wir glauben.

In meinem Forschungslabor machen wir Experimente, die zeigen, welche Macht Worte über das Gehirn haben.[46] Unsere Probanden liegen dabei still in einem Gehirnscanner und hören zum Beispiel Situationsbeschreibungen wie diese:

> Sie fahren nach Hause, nachdem Sie eine ganze Nacht unterwegs waren und viel getrunken haben. Die Straße vor Ihnen scheint sich endlos in die Länge zu ziehen. Und so schließen Sie für einen Moment die Augen. Ihr Wagen kommt von der Straße ab. Schlagartig sind Sie wach. Sie spüren, wie das Lenkrad Ihnen entgleitet …

Während die Versuchsteilnehmer diese Worte hören, können wir beobachten, dass sich in jenen Gehirnarealen etwas tut, die normalerweise mit Bewegung assoziiert sind, obwohl ihr Körper absolut bewegungslos daliegt. Wir verzeichnen Aktivität in anderen Regionen, die mit dem Sehen zu tun haben – und das, obwohl ihre Augen geschlossen sind. Und das Allercoolste: Es ist auch eine verstärkte Aktivität in jenen Gehirnsystemen festzustellen, die die Herzfrequenz, den Atem, den Stoffwechsel, das Immunsystem, den Hormonhaushalt und andere innere Prozesse steuern … nur weil die Probanden diese Worte vernommen haben!

Warum aber haben die Worte, die auf Ihr Ohr treffen, derart weitreichende Auswirkungen auf Sie? Weil viele Gehirnareale, die zur Sprachverarbeitung nötig sind, auch *das Innenleben Ihres Körpers steuern*[47] – wichtige Organe und funktionale Systeme, die Ihre Körperbuchführung aufrechterhalten. Die Gehirnregionen, die zu dem gehören, was Neurowissenschaftler das «Sprach-Netzwerk» (language network) nennen, regeln Ihre Herzfrequenz hinauf und hinunter. Sie bestimmen, wie viel Glukose in Ihre Blutbahn ausgeschüttet wird, damit Ihre Zellen genährt werden. Sie managen die chemischen Stoffe, die Ihr Immunsystem unterstützen. Die Macht der Worte ist keine Metapher. Sie ist fest in unseren Gehirnwindungen verankert. Eine ähnliche Anlage lässt sich bei anderen Tieren beobachten: Neuronen, die für das Gezwitscher von Vögeln zuständig sind, regeln auch die Funktion ihrer Organe.

Worte sind also Werkzeuge, um den menschlichen Körper zu steuern. Die Worte anderer Menschen beeinflussen unmittelbar, was in Ihrem Gehirn und in Ihrem Körper abläuft. Genau den gleichen Effekt haben Ihre Worte auf Körper und Gehirn anderer Menschen. Ob Sie das wollen oder nicht, spielt keine Rolle, denn wir sind nun mal so verschaltet.

Wie weit reicht dieser Effekt? Können Worte beispielsweise Ihrer Gesundheit schaden? In kleinen Dosen nicht wirklich. Wenn jemand Dinge sagt, die Ihnen missfallen, wenn diese Person Sie beleidigt oder Ihre körperliche Sicherheit bedroht, dann haben Sie vielleicht ein unangenehmes Gefühl, weil Ihr Körperbudget beansprucht wird, aber Gehirn oder Körper werden nicht akut geschädigt. Vielleicht klopft Ihr Herz, Ihr Blutdruck steigt, und Sie schwitzen heftig. Aber schließlich erholt sich Ihr Körper, und Ihr Gehirn ist danach vielleicht sogar ein bisschen stärker. Die Evolution hat Ihnen ein Nervensystem gegeben, das mit solchen kurzfristigen Stoffwechselschwankungen gut fertig wird und sogar davon profitiert. Gelegentlicher Stress ist wie Training. Kurze Abhebungen vom Körperkonto, die durch Einzahlungen wieder ausgeglichen werden, machen Sie zur stärkeren Version Ihrer selbst.

Aber wenn solche Stresssituationen sich ständig wiederholen, ohne dass Sie die Möglichkeit haben, sich dazwischen wieder zu regenerieren, sind die Auswirkungen schwerwiegender. Wenn Sie ständig gegen Druck und Belastungen ankämpfen und Ihr Körperkonto langsam, aber sicher in die roten Zahlen rutscht, leiden Sie unter chronischem Stress. Und das ist schlimmer als das miese Gefühl, das Sie in der Situation selbst haben. Denn mit der Zeit zehrt *alles*, was zu diesem chronischen Stress beiträgt, an Ihrem Gehirn und führt zu Erkrankungen im Körper. Zu diesen sogenannten Stressoren zählen auch körperliche Misshandlung, verbale Gewalt,[48] soziale Zurückweisung, massive Vernachlässigung und die vielen anderen «kreativen» Wege, die wir sozialen Tiere ersonnen haben, um uns gegenseitig zu quälen.

Wichtig in diesem Zusammenhang ist: Das menschliche Gehirn unterscheidet nicht zwischen den Ursprüngen von chronischem Stress. Wenn Ihr Körperbudget durch Ihre Lebensumstände – Krankheit, Geldsorgen, Hormonschwankungen oder einfach durch zu wenig Schlaf beziehungsweise Bewegung – bereits belastet wird, dann ist Ihr Gehirn anfälliger gegenüber Stress in jeglicher Form. Und dazu zählen auch die biologischen Effekte von Worten, mit denen Ihnen jemand drohen, Sie schikanieren oder quälen will, ganz gleich, ob die Worte nun Ihnen oder Ihren Lieben gelten. Wenn Ihr Körperkonto ständig geplündert wird, dann bilden kurzfristige Stressoren eine zusätzliche Belastung, auch wenn Sie damit unter normalen Umständen locker fertig werden würden. Das ist wie mit Kindern, die auf dem Bett Trampolin springen: Zehn hüpfende Kinder hält das Bett noch aus, beim elften aber bricht der Rahmen.

Einfach ausgedrückt: Chronischer Stress über einen langen Zeitraum kann dem menschlichen Gehirn schaden.[49] Hier sprechen unsere wissenschaftlichen Untersuchungen eine klare Sprache. Sind Sie beispielsweise anhaltend Beschimpfungen und Bedrohungen ausgesetzt, steigt die Wahrscheinlichkeit, dass Sie eine Erkrankung entwickeln, wie Studien belegen. Die Wissenschaft kennt die zugrunde liegenden Mechanismen noch nicht in Gänze, aber wir wissen, dass es passiert.

Die Studien zu verbaler Aggression wurden an Durchschnittsbürgern vorgenommen, die sich über das gesamte politische Spektrum verteilten: links, Mitte, rechts (wir sind schließlich alle soziale Tiere, ganz egal, welcher Couleur wir sind). Wenn Sie von anderen beleidigt werden, werden diese Kränkungen Ihr Gehirn nicht verändern – nicht beim ersten Mal, vielleicht auch nicht beim zweiten Mal, beim zwanzigsten Mal schon eher. Aber wenn Sie monate- und jahrelang immer wieder verbaler Aggression ausgesetzt sind oder in einer Umgebung leben, die Ihr Körperbudget ständig belastet, dann können Worte Ihr Gehirn verletzen, und das wortwörtlich. Nicht weil Sie schwach sind oder das, was man neuerdings Snowflake nennt, sondern weil Sie ein Mensch sind und ein Nervensystem haben, das wohl oder übel mit dem anderer Menschen in Verbindung steht. Es lässt sich darüber streiten, was die Daten nun genau bedeuten und ob das wichtig ist oder nicht, aber die Tatsache an sich bleibt bestehen.

Andere Studien, die ich als Wissenschaftlerin bemerkenswert finde, als Mensch aber beunruhigend, messen die Auswirkungen von Stress auf unser Essverhalten.[50] Eine Studie stellte fest, dass Ihr Körper, wenn Sie bis zu zwei Stunden vor oder nach einer Mahlzeit sozialen Stress erleben, die Nahrung so verdaut, als hätten Sie 104 Kalorien mehr zu sich genommen, als die Mahlzeit tatsächlich enthielt. Passiert dies täglich, dann nehmen Sie allein dadurch fast fünf Kilo pro Jahr zu! Und nicht nur das: Wenn Sie an einem stressigen Tag gesunde, ungesättigte Fette zu sich nehmen, wie sie in Nüssen und Avocados enthalten sind, dann verstoffwechselt Ihr Körper diese so, als wären sie schlechte Fette.

Das soll nun kein Freibrief für fettige Pommes statt Fisch sein, wenn Sie Stress haben. Das müssen Sie mit Ihrem Gewissen ausmachen. Aber Stress führt tatsächlich zur Gewichtszunahme.

Was Ihrem Nervensystem am meisten guttut, ist ein anderer Mensch. Leider ist er auch das, was ihm am meisten schaden kann. Dieser Sachverhalt führt uns mitten hinein ins grundlegende Dilemma des Menschseins. Ihr Gehirn braucht andere Menschen, um Ihren Körper gesund und lebendig zu erhalten. Gleichzeitig schätzt man in vielen Kulturen individuelle Freiheitsrechte hoch. Abhängigkeit und Freiheit stellen einen Grundkonflikt dar.

Wie also können wir individuelle Rechte wahren und fördern, wo wir doch soziale Wesen sind, die für ihr Überleben auf die Regulation ihres Nervensystems durch andere angewiesen sind?

Um diese Frage zu beantworten, muss ich meinen Laborkittel ein wenig aufknöpfen, während ich vorsichtig einen Zeh ins politische Wasser stecke. Natürlich besteht eine grundsätzliche Spannung zwischen dem Betonen unserer individuellen Freiheit beziehungsweise unserer Meinungsfreiheit und der biologischen Tatsache, dass der Mensch ein sozial abhängiges Nervensystem hat, was bedeutet, dass unsere Worte den Körper und das Gehirn unserer Mitmenschen beeinflussen. Die Lösung dieses Problems gehört nicht zu den Aufgaben der Wissenschaft. Allerdings ist es sehr wohl unsere Aufgabe, auf die sehr realen biologischen Auswirkungen hinzuweisen und eine Diskussion über Fragen anzuregen, die unsere soziale und politische Welt prägen. Also los.

Zunächst einmal kann es für dieses Problem keine globale Lösung geben, denn unterschiedliche Kulturen haben unterschiedliche Werte. Hasstiraden zum Beispiel sind in den Vereinigten Staaten erlaubt, solange Sie nicht explizit drohen, jemand anderem etwas anzutun. In anderen Teilen der Welt kann schlichte Kritik allein bereits ein Todesurteil bedeuten.

Meiner Erfahrung nach kann der grundlegende Zwiespalt zwischen Abhängigkeit und Freiheit kaum diskutiert, geschweige denn gelöst werden. Wenn Sie in den USA versuchen, dieses Thema zu besprechen, ja es nur anschneiden, wird Sie sicher jemand als Sozialist beschimpfen oder Ihnen vorwerfen, Sie wollten das Grundrecht auf freie Meinungsäußerung beschneiden, das in unserem Land vom ersten Zusatzartikel zur Verfassung garantiert wird. Freiheit aber steht allen zu: Wir alle wollen sie, je nachdem, was gerade zur Debatte steht. Wenn es um das Recht auf Waffenbesitz geht, sind die Konservativen für persönliche Freiheit, die Liberalen für mehr Kontrolle. Geht es um Abtreibung, ist es genau umgekehrt.

Hier in den USA besteht die Lösung sicher *nicht* darin, die Meinungsfreiheit oder andere individuelle Freiheitsrechte einzuschränken. Schließlich liefert die Geschichte Beispiele in großer Zahl, dass sich die Biologie überwinden lässt, damit wir unsere Werte leben können. Andere Menschen tragen Keime in sich, die uns krank machen oder sogar töten können, aber nur im allerschlimmsten Fall erlassen wir deshalb Gesetze, die unsere persönliche Freiheit einschränken. Stattdessen entwickeln wir Medikamente und Impfstoffe. Wir verteilen Flaschen mit Handdesinfektionsmittel. Wir begrüßen uns mit der Faust statt mit Handschlag. Und so weiter. Erst wenn das nichts hilft, raten uns Experten, uns freiwillig zu isolieren und Social Distancing zu betreiben. Sogar in einer freien Gesellschaft wie der unseren wirkt sich unser Verhalten auf andere aus, oft auf eine Art und Weise, die so unsichtbar ist wie ein Virus.

Realistischer als die Einschränkung individueller Freiheitsrechte ist – zumindest in den Vereinigten Staaten – der Ansatz, dass Freiheit immer mit Verantwortung verbunden ist. Wir haben zwar die Freiheit, alles zu sagen und so zu handeln, wie wir wollen. Doch wir sind nicht frei von den Folgen, die unser Reden beziehungsweise Handeln nach sich ziehen. Möglicherweise sind uns diese Folgen egal, oder wir finden sie nicht gerechtfertigt. So oder so bringen sie aber Kosten mit sich, für die letztlich alle aufkommen müssen.

Wir bezahlen die Kosten für die Behandlung von Menschen mit chronischen Krankheiten wie Diabetes, Krebs, Depression, Herzkrankheiten und Alzheimer, die von chronischem Stress verstärkt werden. Wir zahlen die Kosten für eine ineffiziente Regierung, wenn Politiker sich lieber gegenseitig beschimpfen, als sich auf die vernunftgeleitete Debatte einzulassen, die den Gründervätern der Vereinigten Staaten vorschwebte. Wir zahlen die Kosten für eine Zivilgesellschaft, die unfähig ist, politisch heiße Eisen gemeinsam und produktiv anzupacken – eine Situation, die unsere Demokratie mehr und mehr schwächt.

Wir bezahlen auch für die geringere Innovativität in der globalen Wirtschaft, denn wenn Menschen ständig unter

Stress stehen, dann lernen sie weniger gut. Kreativität und Innovationskraft hängen häufig davon ab, ob jemand das Durchhaltevermögen hat, nach einem Fehlschlag wieder aufzustehen und es noch mal zu versuchen. Doch das erfordert eine ganze Menge Energie. Ihr Gehirn verbraucht bereits 20 Prozent Ihres Stoffwechselbudgets. Es ist das «kostenintensivste» Organ Ihres Körpers. In jedem Moment Ihres Lebens trifft es die Entscheidung, ob, wie viel und wann Energie aufgewendet wird und wann nicht. Wenn Sie energietechnisch ohnehin schon in den roten Zahlen sind, sinkt die Wahrscheinlichkeit, dass Sie ein visionärer Investor sein können.

Man verlangt von Wissenschaftlern ja häufig, Forschung zu betreiben, die das Alltagsleben verbessert. Die wissenschaftlichen Erkenntnisse über die Wirkung von Worten, über chronischen Stress und Erkrankungen sind ein ausgezeichnetes Beispiel dafür. Biologisch profitieren wir eindeutig, wenn Menschen sich grundsätzlich mit Respekt begegnen. Tun wir das nicht, dann hat das klare biologische Konsequenzen. Und diese werden irgendwann zu finanziellen und sozialen Belastungen für jedermann. Der Preis Ihrer persönlichen Freiheit ist die persönliche Verantwortung, die Sie für Ihren Effekt auf andere haben. Diese Konsequenz ergibt sich schon aus der Verschaltung unserer Gehirne.

Wenn unsere Gesellschaft Entscheidungen über die Gesundheitsversorgung, das Recht, das Handeln der öffentlichen Hand und das Bildungssystem trifft, können wir unser sozial abhängiges Nervensystem ignorieren oder es ernst nehmen. Solche Diskussionen mögen schwierig sein, aber ihnen aus dem Weg zu gehen, macht die Dinge nur schlimmer. Unsere Biologie verschwindet schließlich nicht einfach.

Dass wir die wechselseitige Abhängigkeit unserer Spezies ernst nehmen, bedeutet nicht, dass wir Rechte einschränken. Es heißt vielmehr, dass wir verstehen, wie sehr wir auf andere Menschen Einfluss ausüben. Wir haben die Wahl: Entweder nehmen wir mehr Einzahlungen auf das als Abhebungen vom Körperkonto unserer Mitmenschen vor, oder wir schaden der Gesundheit und dem Wohlbefinden aller um uns herum.

Manchmal ist es nötig, Dinge zu sagen, die Menschen beleidigend finden oder mit denen sie nicht einverstanden sind. Das ist ein wesentlicher Bestandteil der Demokratie. Aber wollen wir in solchen Situationen einfach nur reden, oder wollen wir auch *gehört* werden? Wenn Letzteres der Fall ist, dann sind unsere Botschaften vermutlich effektiver, wenn wir uns überlegen, wie wir sie an den Mann oder die Frau bringen. Der Ton spielt eine wesentliche Rolle, wenn eine ohnehin schwierige Aussage das Körperbudget unserer Mitmenschen nicht belasten soll. Wenn wir unsere Meinung frei äußern wollen, dann ist es nur sinnvoll, auf eine Weise zu kommunizieren, die den anderen geneigt macht, uns zuzuhören.

Viele Menschen essen Dinge, die andere produziert haben. Sie leben in Häusern, die von anderen Menschen gebaut wurden. Unser Nervensystem wird von anderen beeinflusst. Ihr Gehirn arbeitet insgeheim mit anderen Gehirnen zusammen. Diese verborgene Kooperation hält uns gesund, daher ist es für die Verschaltung unseres Gehirns ganz real von Gewicht, wie wir mit anderen Leuten umgehen. Wir sind also nicht nur verantwortlicher für Babys (Lektion Nr. 3) und für uns selbst (Lektion Nr. 4), als wir oft annehmen. Wir tragen auch deutlich mehr Verantwortung für unsere soziale Umwelt, als wir vielleicht denken. Oder uns wünschen. Ob uns das nun gefällt oder nicht: Wir beeinflussen mit unseren Worten und Taten das Gehirn und den Körper unserer Mitmenschen. Und sie revanchieren sich entsprechend.

Lektion Nr. 6

Gehirne erzeugen mehr als *eine* Art von Geist

Wenn Menschen von der indonesischen Insel Bali Angst haben, schlafen sie ein.[51] Oder zumindest sollten sie das.

Einschlafen scheint eine merkwürdige Reaktion auf Angstgefühle zu sein. Wenn Sie aus einer westlichen Kultur kommen, dann würde man erwarten, dass Sie augenblicklich erstarren, die Augen aufreißen und nach Luft schnappen. Oder Sie kneifen die Augen zu und kreischen wie der Teenie-Babysitter in einem schlechten Horrorfilm. Oder Sie rennen einfach weg. Diese Verhaltensweisen entsprechen den westlichen Stereotypen beim Angstverhalten. Auf Bali aber ist das stereotype Verhalten, einzuschlafen.

Welche Art von Geist fängt zu schnarchen an, wenn er Angst hat? Auf jeden Fall einer, der sich von dem unseren unterscheidet.

Menschliche Gehirne bringen alle möglichen Arten von Geist hervor. Und damit meine ich nicht nur, dass Ihr Geist sich von dem Ihrer Freunde und Nachbarn unterscheidet. Ich rede von einem Geist, der grundlegend andere Merkmale aufweist. Kommen Sie beispielsweise wie ich aus einer westlichen Kultur, dann besitzt Ihr Geist Eigenschaften wie Gedanken und Emotionen, und beides fühlt sich für uns grundlegend verschieden an. Stammen Sie jedoch von

Bali oder vom Volk der Ilongot auf den Philippinen, dann erleben Sie das, was wir Westler Kognition und Emotion nennen, nicht als unterschiedliche Erfahrungen. Wir würden wohl sagen, dass diese Menschen eine Kombination aus beidem erleben, doch für sie fühlt es sich einheitlich an. Wenn Sie das nur schwer nachvollziehen können, dann ist das völlig in Ordnung. Sie haben nun mal keinen balinesischen Geist.

Ein weiteres Beispiel: Der westliche Geist versucht oft zu erkennen, was andere Menschen denken oder fühlen. Diese mentale Schlussfolgerung ist in unserer Kultur eine so grundlegende und wertvolle Fähigkeit, dass wir, wenn wir Menschen begegnen, die sie weniger gut beherrschen, diese schlicht für abnorm halten, nicht einfach nur für anders. In anderen Kulturen gilt der Versuch, die Gedanken des anderen zu erraten, als überflüssige Mühe. Die Himba aus Namibia kalkulieren die Reaktionen ihrer Mitmenschen, indem sie ihr Verhalten beobachten, nicht indem sie dahinter einen denkenden Geist vermuten. Lächeln Sie einen Amerikaner an, dann wird sein Gehirn die Schlussfolgerung ziehen, dass Sie sich freuen, ihn zu sehen. Es wird vorhersagen, dass Sie ihn gleich begrüßen werden. Wenn Sie einen Himba anlächeln, dann sagt sein Gehirn nur das «Hallo» voraus (was in seiner Sprache *moro* heißt).

Selbst innerhalb eines einzelnen kulturellen Rahmens finden sich unterschiedliche Arten von Geist. Denken Sie nur mal an jene Mathematiker, die Berechnungen anstellen, denen andere Gehirne schlicht nicht folgen können. Oder Greta Thunberg, ein Mädchen, das um die Welt reist, um andere auf das Problem des Klimawandels aufmerksam zu machen. Thunbergs Geist zählt zum autistischen Spektrum,[52] und sie sagt Dinge, die andere Menschen nicht bereit sind anzusprechen. Sie nennt ihre Veranlagung ihre «Superkraft», die ihr hilft, Kritik an ihr und ihren Bemühungen von sich abperlen zu lassen.

Oder denken Sie nur mal an Menschen mit Schizophrenie, die ständig schwere Halluzinationen erleben. Heute gelten Menschen mit einem solchen Geist als psychisch krank. Vor einigen Jahrhunderten wären sie wohl für Propheten oder Heilige gehalten worden. Hildegard von Bingen[53] erlebte im 12. Jahrhundert Visionen von Engeln und Dämonen und hörte körperlose Stimmen, die, wie man glaubte, von Gott kamen.

Dass es viele verschiedene Arten von Geist gibt, sollte an diesem Punkt in unserem Buch keine Überraschung mehr darstellen. Wir haben erfahren, dass der Mensch eine ganz besondere Gehirnarchitektur hat – ein komplexes Netzwerk – und dass sich jedes Gehirn durch Stärken und Stilllegen seiner Nervenverbindungen selbsttätig an seine Umwelt anpasst. Wir haben auch gehört, dass Ihr Geist und Ihr Körper eng miteinander verknüpft und die Grenzen zwischen ihnen höchst durchlässig sind. Die Vorhersagen Ihres Gehirns bereiten Ihren Körper aufs Handeln vor und prägen dann, was Sie spüren, denken und empfinden.

Kurz gesagt, ein bestimmtes menschliches Gehirn in einem bestimmten menschlichen Körper, der in einer bestimmten Kultur aufwuchs, wird eine bestimmte Art von Geist hervorbringen. Es gibt also nicht eine menschliche Natur, sondern unzählige. Der Geist ist etwas, das aus der Interaktion zwischen Gehirn und Körper hervorgeht, umgeben von anderen Gehirnen in Körpern, die eine materielle Welt miteinander teilen und eine soziale Welt konstruieren.

In einem Punkt aber möchte ich hier ganz klar sein: Ich sage nicht, dass der menschliche Geist ein unbeschriebenes Blatt ist und wir schlicht zu dem werden, was unsere Umwelt uns vorgibt, so, als ob es nichts Angeborenes gäbe. Das wäre die Art von Geist, die ein «Hackbratenhirn» voraussetzen würde, die imaginäre Gehirnstruktur aus Lektion Nr. 2, bei der jedes Neuron mit allen anderen Neuronen verbunden ist. Ich sage auch nicht, dass wir mit einem voll ausgebildeten Gehirn geboren werden, sodass es nur eine einzige menschliche Natur geben kann. Das wäre die Art Geist, die das «Taschenmesserhirn» hervorbringt,[54] jene imaginäre Gehirnstruktur mit klar unterschiedenen Regionen, die immer nur für eine Funktion zuständig sind. Ich möchte hier eine dritte Möglichkeit vorstellen. Wir kommen zur Welt mit einer komplexen Gehirnstruktur, die auf verschiedenste Weise verschaltet werden kann und somit ganz unterschiedliche Arten von Geist hervorbringt.

Das ist zentral, denn diese Vielfalt ist entscheidend für das Überleben unserer Art. Eine von Charles Darwins bedeutendsten Erkenntnissen war, dass diese Vielfalt die Grundvoraussetzung für die natürliche Selektion ist.[55] Denken Sie nur mal: Wenn die Umwelt sich dramatisch verändert, wenn beispielsweise die Nahrungsquellen knapp werden oder es einen enormen Temperaturanstieg gibt, dann wird eine Art mit geringer Vielfalt wahrscheinlich ausgelöscht. Eine Art aber, die eine gewisse Variabilität aufweist, wird auch nach einer Katastrophe einige überlebende Exemplare haben, die sich gut an die neue Umwelt anpassen können. Darwin beobachtete diese Vielfalt in der körperlichen Beschaffenheit der Tiere, aber das gleiche Prinzip gilt für den menschlichen Geist. Hätten wir alle den gleichen Geist – gäbe es also nur eine menschliche Natur –, dann würden wir als Spezies vermutlich ausgelöscht, sollte es zu einer Katastrophe kommen. Glücklicherweise hat der Mensch viele verschiedene Arten von Geist hervorgebracht, sowohl innerhalb einer einzelnen Kultur als auch in den verschiedenen Kulturkreisen. Die Wahrscheinlichkeit, dass die Menschheit ausstirbt, ist also geringer. Diese Vielfalt gewährleistet, dass wir entwicklungsfähig sind, unsere Gene sich also so verändern können, dass sie unsere Überlebensfähigkeit erhöhen.

Obwohl Vielfalt also die Norm ist – und für unsere Art ein Segen –, fühlen sich viele Menschen nicht wohl damit. Die Vorstellung einer einzigen menschlichen Natur ist so viel tröstlicher als die der ständigen Veränderung. Selbst wenn Wissenschaftler akzeptieren, dass es viele verschiedene Arten von Geist gibt, so versuchen sie doch, die Vielfalt zu bändigen, indem sie sie in Kategorien einordnen. Sie packen Menschen in hübsche kleine Schubladen mit einem Etikett drauf. Manche Menschen haben angeblich ein warmherziges Naturell, während die anderen kaltherzig sind. Manche Leute sind eher dominant, die anderen zugewandt. In manchen Kulturen ist das Individuum wichtiger als die Gruppe, in anderen ist es gerade andersherum. Jede dieser Schubladen steht für eine Eigenschaft des Geistes, die universell scheint. Und Wissenschaftler benutzen diese Schächtelchen, um den menschlichen Geist zu katalogisieren.

Vielleicht haben Sie ja schon mal einen Persönlichkeitstest gemacht, bei dem Sie einige Informationen über sich preisgeben mussten, um in eine der Schubladen eingeordnet zu werden. Ein klassisches Beispiel hierfür ist der Myers-Briggs-Typenindikator, kurz: MBTI,[56] der Menschen in sechzehn Schubladen steckt, die für verschiedene Persönlichkeitstypen stehen. Er soll Ihnen helfen, die Karriereleiter hinaufzusteigen. Bedauerlicherweise ist die wissenschaftliche Grundlage des MBTI eher zweifelhaft. Der Test – und viele andere, die ähnlich aufgebaut sind – fragt nämlich ab, was Sie über sich selbst *glauben*. Und die Wissenschaft geht davon aus, dass dies eher wenig mit Ihrem tatsächlichen Verhalten im Alltag zu tun hat. Ich persönlich ziehe den rigoroseren Hogwarts-Test vor, denn da gibt es nur vier Schubladen. (Ich bin übrigens eine Ravenclaw.)

Wissenschaftler versuchen auch, die Vielfalt des Geistes zu strukturieren, indem sie festlegen, was normal ist und was nicht. Das Problem dabei? Der Begriff «normal» ist relativ. So listete die American Psychiatric Association Homosexualität in ihrem Katalog psychischer Störungen lange Zeit als Krankheit. Heute akzeptieren viele Menschen eine breite Vielfalt sexueller Orientierungen, Identitäten und Geschlechter als ganz normale Vielfalt. (Wir versuchen immer noch, die Vielfalt in kleine Schubladen zu stopfen, aber das ist immerhin ein Anfang.)

All dieses Katalogisieren und Etikettieren ist ein Versuch, Merkmale des Geistes aufzufinden, die universell für alle Menschen gültig sind. Schließlich scheint der gesunde Menschenverstand uns zu sagen, wenn Sie und ich zur gleichen Art gehören wie der Bauer in Buenos Aires, der Ladenbesitzer in Tokio und der Ziegenhirte der Himba in Namibia, dann haben wir auch einen ähnlichen Geist. Manche Wissenschaftler suchen sogar nach Schaltkreisen im Gehirn, die für diese sogenannten universellen Merkmale zuständig sind. Und wenn sie dann einen ähnlichen Schaltkreis bei einer Tierart finden, gehen sie davon aus, dass selbiges Tier diese psychologische Eigenschaft ebenfalls aufweist. Und schon scheint die Welt ein bisschen kuscheliger, als hätten wir einen wichtigen Schritt hin zum Verständnis der entwicklungsgeschichtlich entstandenen menschlichen Natur getan.

Doch wenn wir aus den vorangegangenen Lektionen eines gelernt haben, dann ja wohl, dass der gesunde Menschenverstand reichlich nutzlos ist, wenn es um das Verständnis unserer Gehirnfunktion geht. Gehirne haben eine Menge gemeinsamer Merkmale, der Geist dagegen weniger, denn dieser hängt im Wesentlichen von dem Prozess des kulturbedingten Tunings und Prunings ab. So ziehen viele westliche Kulturen einen klaren Trennungsstrich zwischen Geist und Körper. Wenn Sie Magenschmerzen haben, dann gehen Sie zum Hausarzt oder zum Gastroenterologen. Leiden Sie jedoch unter Angstzuständen, suchen Sie einen Psychologen auf, selbst wenn die Symptome und die zugrunde liegenden Ursachen ein und dieselben sind. Doch in einigen östlichen Kulturen, vor allem solchen, die den Buddhismus praktizieren, betrachtet man Geist und Körper als verbunden.

So wie ich das sehe, hat der menschliche Geist keine universellen Merkmale, die ihn definieren. Picken Sie sich ein beliebiges Merkmal heraus, das dem Menschen eigen ist, wie eine reiche gesprochene Sprache, und Sie werden Menschen finden, die dieses Merkmal nicht besitzen, zum Beispiel neugeborene Kinder. Oder nehmen Sie ein Merkmal, das beinahe allen Menschen eigen ist, wie die Kooperation, und Sie werden feststellen, dass auch zig andere Tiere sie haben.

Aber natürlich gibt es geistige Merkmale, die weit verbreitet sind – weil sie wirklich sehr nützlich sind, auch wenn es sich nicht um universelle handelt. Ein Beispiel dafür ist die Fähigkeit, Beziehungen zu knüpfen. Es ist nützlich, einen Geist zu haben, der sich in Bezug auf andere definiert, vor allem wenn Ihre Kultur die Gruppe höher einschätzt als das Individuum. Es ist aber auch nützlich, wenn Ihr Geist sich von anderen abnabeln kann, vor allem wenn man in Ihrer Kultur das Individuum höher bewertet als die Gruppe. Menschen aber, die sich weder um sich selbst noch um andere kümmern, haben in *jeder* Kultur Probleme.

Ein sehr nützliches Merkmal des Geistes, das einer geistigen Universalie vielleicht am nächsten kommt, ist die Stimmung – das allgemeine Gefühlsbild, das sich in Ihrem Körper zeigt. Wissenschaftler nennen es «Affekt». Affekte können angenehm oder unangenehm sein und von innerer Ruhe bis zu heftiger Erregung reichen.[57] Affekte sind keine Gefühle. Ihr Gehirn produziert ständig Affekte, ob diese nun emotionaler Natur sind oder nicht, ob Sie sich ihrer bewusst sind oder nicht.

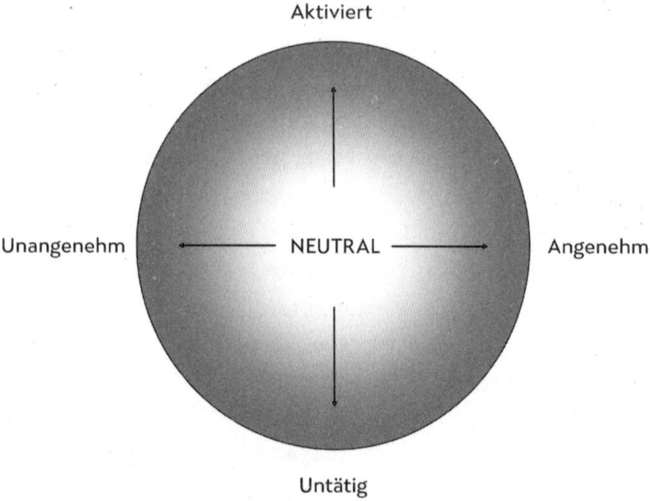

Die Eigenschaften des Affekts beziehungsweise der Stimmung

Affekte sind die Quelle aller Freuden und Sorgen. Sie lassen Ihnen manche Dinge als tiefgründig und heilig erscheinen, andere als oberflächlich oder schändlich. Wenn Sie religiös sind, dann hilft der Affekt Ihnen, sich mit Gott verbunden zu fühlen. Sind Sie ein spiritueller Mensch, aber nicht religiös, dann ist der Affekt das transzendente Gefühl, Teil von etwas zu sein, das größer ist als Sie selbst. Gehören Sie hingegen zu den Skeptikern, dann ist der Affekt es, der Sie sicher sein lässt, dass alle anderen falschliegen.

Woher kommt nun der Affekt? In jedem Augenblick Ihres Lebens – auch jetzt, während Sie diese Worte lesen – liefert Ihr Körper eine Flut an Sinnesdaten von Ihren Organen, Hormonen oder Ihrem Immunsystem. Eine Flut, derer Sie sich nicht bewusst sind. Sie bemerken Ihren Herzschlag und Ihre Atmung nur, wenn sie besonders intensiv sind oder Sie sich darauf konzentrieren. Ihre Körpertemperatur registrieren Sie so gut wie nie, sofern sie nicht zu niedrig oder zu hoch ist. Ihr Gehirn hingegen macht sich einen Reim auf diese Datenflut, um die nächsten Aktivitäten Ihres Körpers vorherzusagen. Inmitten all dieser Aktivitäten in Ihrem Inneren passiert etwas Wunderbares. Ihr Gehirn summiert, was im Augenblick in Ihrem Körper vorgeht, und liefert Ihnen eine Zusammenfassung in Gestalt eines Affekts.

Der Affekt ergibt sich also aus den Vorhersagen Ihres Gehirns, die Ihre Körperbuchführung aufrechterhalten. Er ist sozusagen das Barometer, das anzeigt, ob Ihr Körperkonto ausgeglichen ist oder in die roten Zahlen rutscht. Idealerweise hätte die Evolution uns etwas mitgegeben, das genauere Daten liefert, eine App oder eine Smartwatch, die unser Körperbudget ganz präzise reguliert.[58] Da hieße es dann: «*Piep! Du hast zu wenig Glukose. Iss einen Apfel, oder besser noch: ein Stück Schokolade. Außerdem hast du letzte Nacht zu wenig geschlafen, daher hast du zu wenig von diesem chemischen Stoff im Gehirn, der sich Dopamin nennt. Trink eine große Tasse schwarzen Kaffee, möglichst dunkel geröstet, mit einem Schuss Sahne. So kannst du dir Energie von deinem morgigen Budget borgen, damit du heute durch den Tag kommst.*» Leider ist der Affekt nicht so präzise. Er sagt Ihnen einfach nur: «*Piep! Du fühlst dich scheiße.*» Dann muss Ihr Gehirn vorhersagen, was Sie als Nächstes tun sollen, damit Sie wohlbehalten und am Leben bleiben.

Die Wissenschaft rätselt immer noch, wie die Maßnahmen Ihres Gehirns zur Körperbuchführung, die physischer Natur sind, zu Affekten werden, die ein geistiges Phänomen sind. Hunderte von Studien aus Laboren wie dem meinen stellen immer wieder fest, dass dies passiert. Doch die Transformation vom körperlichen Signal zum mentalen Affekt ist eines der größten Rätsel des Bewusstseins. Das zeigt letztlich, dass Ihr Körper Teil Ihres Geistes ist – nicht auf eine geheimnisvoll mystische Weise, sondern in sehr fassbarer, biologischer Form.

Obwohl jede menschliche Kultur einen Geist hervorbringt, der Vergnügen, Missvergnügen, Ruhe und Erregung kennt, sind wir uns nicht einig, *was* uns dazu bringt, diese Zustände zu empfinden. Manche Menschen finden eine sachte Berührung angenehm, andere erleben exakt die gleiche Berührung als unerträglich. Und noch ein paar andere mögen es, wenn man ihnen den Hintern versohlt. Auch hier ist Vielfalt die Norm. Was das Gehirn tut, um den Körper zu regulieren, mag universell sein, die daraus resultierenden mentalen Erfahrungen sind es nicht.

Ihr Geist ist nur einer unter vielen. Sie sind auch keineswegs für immer auf eine bestimmte Ausformung festgelegt. Der Geist lässt sich beeinflussen. Menschen tun das ständig. Studenten nutzen Koffein oder Amphetamine, um ihren Geist in einen Zustand zu versetzen, der sie vor einer Prüfung die ganze Nacht durchlernen lässt. Wer auf eine Party geht, trinkt einen Schluck Alkohol, um entspannter und in sozialen Situationen weniger gehemmt zu sein. (Und wie durch ein Wunder wirken alle Umstehenden plötzlich viel attraktiver.) Diese chemisch induzierten

Veränderungen halten nur kurze Zeit an. Wollen Sie Ihren Geist langfristig ändern, müssen Sie neue Erfahrungen machen und neue Fähigkeiten erlernen, damit sich Ihre Nervenbahnen neu verschalten, wie wir das bereits in früheren Lektionen gesehen hatten.

Eine besondere Herausforderung für den Geist ist das Eintauchen in eine andere Kultur. Wenn Sie die Geschichte von der Stadtmaus und der Landmaus kennen, Mark Twains *Der Prinz und der Bettelknabe* gelesen oder Filme wie *Lost in Translation* gesehen haben, dann wissen Sie, was ich meine. Die Charaktere in diesen fiktionalen Werken werden plötzlich in eine unvertraute Kultur versetzt, sodass sie nicht mehr wissen, wie sie sich verhalten sollen.

Stellen Sie sich vor, Sie landen in einer anderen Kultur und kennen nicht einmal deren grundlegendste Verhaltensregeln. Was ist akzeptabel, wenn Sie Leute grüßen oder auch nur ansehen wollen? Wie nahe können Sie neben einem anderen Menschen stehen, ohne unverschämt zu wirken? Was sollen all die unvertrauten Handbewegungen und Mienen bedeuten? Sie müssen Ihren Geist auf die neue Kultur einstellen. Wissenschaftler nennen dies *Akkulturation*, das ist eine extreme Form der Plastizität. Plötzlich sind Sie mit neuen und mehrdeutigen Sinnesdaten konfrontiert, und Ihr Gehirn muss sich durch Stärken und Stilllegen eine neue Struktur geben, damit es sinnvolle Vorhersagen treffen kann.

Akkulturation kann wirklich herausfordernd sein. Wenn Sie je ein Land besucht haben, in dem die Menschen auf der anderen Straßenseite fahren, kennen Sie den Anpassungsschmerz der Akkulturation aus erster Hand. Selbst die einfache Frage, was essbar ist und was nicht, kann in einer anderen Kultur zum Abenteuer werden. Stellen Sie sich vor, Sie setzen sich an den Tisch, und jemand stellt einen Teller mit einem ganzen gekochten Schafskopf vor Sie hin. Oder reicht Ihnen eine Schüssel Bienenlarven. Oder schiebt Ihnen – um Himmels willen! – eine Milchschnitte hin. Was in der einen Kultur als Nahrungsmittel gilt, gehört in der anderen vielleicht zum Abfall.

Dabei hat Akkulturation nicht immer mit dem Überschreiten von geografischen Grenzen zu tun. Sie wechseln die Kultur schon, wenn Sie von zu Hause zur Arbeit gehen oder wenn Sie den Job wechseln und sich an die Normen und die Sprache im neuen Unternehmen gewöhnen müssen. Militärangehörige vollziehen diese Akkulturation mindestens zweimal: wenn sie in die Armee eintreten und wenn sie von einem Auslandseinsatz wieder nach Hause kommen.

Ihr Gehirn trifft ständig Vorhersagen, um Ihr Körperbudget zu managen. Wenn diese Vorhersagen nicht zu Ihrer aktuellen Kultur passen, dann gerät Ihr Haushalt in die Miesen, was heißt, dass Sie eher erkranken. Das trifft besonders auf Einwandererkinder zu. Sie gehören zwei Kulturen an – der ihrer Eltern und der des Einwanderungslandes –, und daher müssen sie zwischen zwei Arten von Geist umschalten können, was das Körperbudget zusätzlich belastet.

Kein Geist ist letztlich besser oder schlechter als ein anderer. Manche sind einfach nur besser an eine bestimmte Umgebung angepasst.

Wenn es um den menschlichen Geist geht, ist Variation

die Norm. Was wir «menschliche Natur» nennen, ist in Wirklichkeit eine Vielfalt menschlicher Naturen. Wir brauchen auch nicht den einen, universellen Geist, um uns alle als eine Spezies zu verstehen. Alles, was wir brauchen, ist ein außerordentlich komplexes Gehirn, das sich in Reaktion auf seine materielle und soziale Umwelt verschaltet.

Lektion Nr. 7

Ihr Gehirn kann Wirklichkeit erschaffen

Der Großteil Ihres Lebens spielt sich in einer erfundenen Welt ab. Sie leben in einer Stadt oder einem Dorf, dessen Name und dessen Grenzen von Menschen festgelegt wurden. Ihre Adresse wird mit Buchstaben und Symbolen geschrieben, die von anderen Leuten ersonnen wurden. Jedes Wort in jedem Buch, auch diesem, verwendet diese willkürlich gewählten Symbole. Sie können Bücher und andere Güter erwerben, indem Sie etwas verwenden, das wir «Geld» nennen. Es besteht aus Papier-, Metall- und Plastikstücken und ist ebenfalls komplett frei erfunden. Manchmal ist Geld auch unsichtbar und fließt, per Kabel oder WLAN, zwischen Computern und Servern als elektrisches Signal hin und her. Sie können dieses unsichtbare Geld sogar für unsichtbare Dinge aufwenden wie das Recht, früher ein Flugzeug zu besteigen oder sich von anderen Menschen bedienen zu lassen.

Sie nehmen jeden Tag aktiv und aus freien Stücken an dieser ausgedachten Welt teil. Für Sie ist diese Welt real. So real wie Ihr Name, den im Übrigen ebenfalls andere erfunden haben.

Wir alle leben in einer Welt *sozialer Realität*, die nur in unserem menschlichen Geist existiert. Keine physikalischen oder chemischen Daten bestimmen, dass Sie nun die Vereinigten Staaten verlassen und Kanada betreten.

Oder dass man in diesem See fischen darf. Oder dass man einen Teil der Bewegung der Erde um die Sonne als «Januar» bezeichnet. All diese Dinge sind nichtsdestotrotz für uns real. Sozial real.

Die Erde selbst, mit ihren Felsen und Bäumen und Wüsten und Ozeanen, ist eine materielle Realität. Soziale Realität heißt, dass wir materiellen Dingen kollektiv neue Funktionen zuordnen. So einigen wir uns beispielsweise darauf, dass ein bestimmter Teil dieser Erde ein «Land» ist. Oder dass ein bestimmter Mensch dessen «Anführer» ist, sein Präsident oder seine Königin.

Die soziale Realität kann sich von einem Augenblick auf den anderen auf dramatische Weise verändern, wenn die Leute ihre Meinung ändern. 1776 zum Beispiel verschwanden dreizehn britische Kolonien vom Angesicht der Erde und wurden zu den Vereinigten Staaten von Amerika. Die Welt der sozialen Realität ist auch todernst. Im Nahen Osten können sich die Menschen nicht über die Frage einigen, ob ein bestimmtes Stück Land Israel oder Palästina heißen soll. Sie bringen sich deswegen sogar um. Selbst wenn wir nur selten über unsere soziale Realität reden, so macht unser Handeln sie doch real.

Die Grenze zwischen sozialer und materieller Wirklichkeit ist durchlässig.[59] Das lässt sich mithilfe wissenschaftlicher Experimente nachweisen. Studien zeigen beispielsweise, dass Wein den Menschen besser schmeckt, wenn sie ihn für teuer halten. «Biokaffee» schmeckt besser als der gleiche Kaffee ohne dieses Etikett. Die Vorhersagen Ihres Gehirns, das in seine soziale Wirklichkeit eingebunden ist, verändern also, wie Sie Essen und Getränke wahrnehmen.

Sie und ich schaffen zusammen mit anderen Menschen unsere soziale Wirklichkeit, ohne dass wir uns dies vornehmen müssten, sondern einfach, weil wir ein menschliches Gehirn besitzen. Soweit wir wissen, vermag das kein anderes Gehirn – das Erschaffen einer sozialen Realität ist eine spezifisch menschliche Fähigkeit. Die Wissenschaft weiß nicht mit Sicherheit, wie unser Gehirn diese Kompetenz entwickelt hat. Wir nehmen an, dass sie mit einer Reihe von Fähigkeiten zusammenhängt, die ich die Fünf Ks[60] nenne (im Englischen: «the Five C's»): Kreativität, Kommunikation, Kopieren, Kooperation und Komprimierung.

Zunächst brauchen wir ein *kreatives* Gehirn. Die gleiche Kreativität, die uns ermöglicht, Kunst und Musik zu schaffen, lässt uns eine Linie in den Erdboden zeichnen und sie «Landesgrenze» nennen. Dazu müssen wir eine bestimmte soziale Realität (nämlich Länder) ersinnen und dem Stück Land neue Funktionen zuweisen, beispielsweise Gesetze über Staatsangehörigkeit und Einwanderung. Beides existiert nicht in der materiellen Welt des Konkreten. Behalten Sie das im Hinterkopf, wenn Sie das nächste Mal durch den Zoll gehen oder eine Stadt verlassen und sich in eine andere begeben. Unsere Grenzlinien sind willkürlich gezogen.

Dann brauchen wir ein Gehirn, das mit anderen Gehirnen effektiv *kommunizieren* kann, um Ideen mit ihnen zu teilen, zum Beispiel die Ideen «Land» und «Grenzen». Eine solche Kommunikation heißt in unserem Fall meist Sprachverwendung. Wenn ich Ihnen sage, dass ich mal eben «Öl» nachfüllen muss, dann muss ich Ihnen nicht erklären, dass ich von meinem Auto rede und nicht von meinem Heizöltank. Sie werden wissen, dass ich die nächste Tankstelle ansteuere, dort die Motorhaube öffne, nach einem gelben oder roten Griff suche etc. Mein Gehirn ruft diese Bilder auf, Ihres ebenso. So können wir effektiv kommunizieren. Streng genommen sind Worte für die unmittelbare soziale Realität nicht unbedingt nötig. Wenn Ihr Auto und meines sich an einer Kreuzung begegnen, dann winke ich Ihnen zu, um Ihnen zu signalisieren, dass ich Ihnen die Vorfahrt lasse. Sie sehen mein Handzeichen, deuten es und verwenden es künftig auch selbst. Aber wenn die soziale Realität weiträumiger und beständiger werden soll, sind Worte gewöhnlich wirksamer als andere Symbole. Stellen Sie sich nur mal vor, Sie müssten jemandem die Verkehrsregeln eines Landes ohne Worte vermitteln.

Darüber hinaus brauchen wir ein Gehirn, das lernt, indem es andere *kopiert*, um Gesetze und Normen zu etablieren, nach denen wir leben können. Wir bringen diese Normen unseren Kindern bei, wenn wir dafür sorgen, dass ihre kleinen Gehirne sich in Reaktion auf ihre Umwelt entwickeln. Wir vermitteln sie Neuankömmlingen, nicht nur um ihnen den Alltag zu erleichtern, sondern auch um ihr Überleben zu sichern. Ich habe über die Entdecker des 19. Jahrhunderts[61] gelesen, die sich auf unerforschtes und unwirtliches Gebiet vorwagten. Die meisten fanden dabei den Tod. Es überlebten nur die, die sich mit den Indigenen anfreundeten. Von ihnen lernten die Entdecker, was sie essen konnten, was sie anziehen sollten und viele andere Geheimnisse des Überlebens in einem unbekannten Klima. Wenn jeder Mensch alles, was er zum Überleben braucht, allein herausfinden müsste, ohne seine Mitmenschen zu kopieren, wäre unsere Art längst ausgestorben.

Ferner brauchen wir auch Gehirne, die über große Distanz *kooperieren* können. Selbst die banalste Verrichtung, wie eine Dose Bohnen aus dem Küchenschrank zu holen, wäre ohne andere Menschen unmöglich. Andere Menschen haben die Bohnen angebaut, gedüngt und bewässert, möglicherweise Tausende Kilometer von Ihnen entfernt. Andere haben die Metalle für die Dose gefördert. Wieder andere haben die Bohnen in Ihren Supermarkt gebracht, der von einer anderen Gruppe Menschen mit Holz, Nägeln und Ziegeln errichtet wurde. Mit Techniken und Werkzeugen, erfunden von Menschen, die mittlerweile lange tot sind. Sie haben für die Bohnen mit Geld bezahlt, das von einer Regierung erfunden und legitimiert wurde. Dank dieser gemeinsamen sozialen Realität waren Tausende von Menschen zur rechten Zeit am rechten Ort, wo sie das Richtige getan haben, damit Sie die Dose Bohnen öffnen und fürs Abendessen zubereiten können.

Kreativität, Kommunikation, Kopieren und Kooperation – vier der Fünf Ks – gingen einher mit genetischen Veränderungen, die unserer Spezies ein großes, komplexes Gehirn spendierten. Aber ein großes Gehirn mit hoher Komplexität reicht nicht aus, um eine soziale Realität zu schaffen und aufrechtzuerhalten. Sie brauchen auch das fünfte K, die *Komprimierung*.[62] Dies ist eine ausgeklügelte Funktion, über die der Mensch in einem Ausmaß verfügt, das sich bei keiner anderen Art feststellen lässt. Ich möchte sie Ihnen zuerst anhand einer kleinen Analogie vorstellen.

Stellen Sie sich vor, Sie sind Kriminalbeamter und untersuchen ein Verbrechen, indem Sie mit Zeugen sprechen. Sie hören die Aussage des ersten Zeugen, dann die des zweiten und so weiter, bis Sie schließlich zwanzig Zeugen vernommen haben. Einige der Aussagen weisen Ähnlichkeiten auf – es geht um die gleichen Personen oder den gleichen Tatort –, andere Aussagen weichen voneinander ab – wer der Unfallfahrer war, welche Farbe das Fluchtauto hatte. Aus diesen zwanzig Versionen kristallisieren Sie die sich wiederholenden Teile heraus, um eine Zusammenfassung der tatsächlichen Ereignisse zu erstellen. Wenn Ihre Vorgesetzte dann einen Bericht verlangt, geben Sie ihr die Zusammenfassung.

Ganz ähnlich gehen die Neuronen in Ihrem Gehirn vor. Sie haben vielleicht ein einziges großes Neuron (der Kriminalbeamte), das Signale von vielen kleinen Neuronen (den Zeugen) erhält, die mit unterschiedlicher Geschwindigkeit feuern. Das große Neuron leitet nun nicht einfach sämtliche Signale der kleinen Neuronen weiter. Es fasst sie zusammen oder *komprimiert* sie, indem es redundante Teile weglässt. Nach der Komprimierung gibt das große Neuron die Zusammenfassung an andere Neuronen weiter.

Dieser neuronale Komprimierungsprozess im Gehirn findet auf allen Ebenen in gewaltigen Größenordnungen statt. Im *Cortex cerebri* beginnt die Komprimierung gewöhnlich mit all den kleinen Neuronen, die Daten von Augen, Ohren und anderen Sinnesorganen liefern.[63] Ein Teil davon mag vom Gehirn schon vorhergesagt worden sein, ein anderer Teil ist neu. Die neuen Sinnesdaten werden an größere, besser vernetzte Neuronen weitergegeben, die davon eine Zusammenfassung erstellen. Diese wiederum wird zu noch größeren, noch besser vernetzten Neuronen weitergeleitet, die *diese Zusammenfassung* nochmals kom-

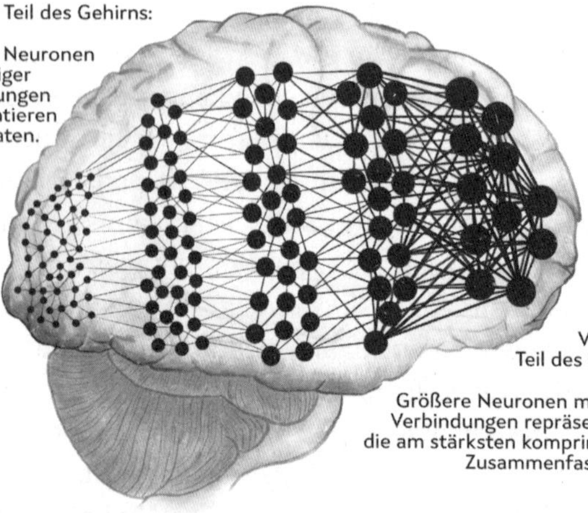

Komprimierung im Gehirn, die abstraktes Denken überhaupt erst möglich macht. (Die Zeichnung ist schematisch und entspricht nicht exakt der anatomischen Aufteilung.)

primieren und sie erneut weitergeben. Der Prozess setzt sich fort, bis die Daten im dicht vernetzten vorderen Teil des Gehirns ankommen, wo die größten und am besten verbundenen Neuronen die allgemeinste und am stärksten komprimierte Form der Daten erstellen.

Ihr Gehirn kann also ultrakomprimierte Zusammenfassungen von Zusammenfassungen erstellen. So weit, so gut. Was aber hat dies mit unserer sozialen Realität zu tun? Nun, die Komprimierung ist eine unabdingbare Voraussetzung für das *abstrakte* Denken.[64] Und die Abstraktion macht es – zusammen mit den anderen vier Ks – möglich, dass unser großes, komplexes Gehirn eine soziale Realität erschafft.

Normalerweise denken Menschen, wenn sie das Wort Abstraktion hören, an so etwas wie abstrakte Kunst: dass man einen Picasso anschauen und in den Würfeln ein Gesicht erkennen kann zum Beispiel. Oder an Mathematik: wie man in der Algebra ein Objekt um seine Achsen drehen kann. Oder an abstrakte Symbole: wie ein Tintenschnörkel symbolisch für eine Zahl steht oder eine Zahlenreihe für Ihre Einkäufe in diesem Monat.

Psychologisch jedoch wird Abstraktion unter einem anderen Blickwinkel betrachtet. Es geht dabei nicht um die Details von Gemälden oder Symbolen. Es geht vielmehr um unsere *Fähigkeit*, darin eine Bedeutung zu erkennen. Wir können Dinge beispielsweise im Hinblick auf ihre Funktion erkennen, nicht nur unter Bezug auf ihre Form als Objekt. Abstraktion macht es möglich, in Gegenständen, die sich kein bisschen ähneln – wie eine Flasche Wein, ein Blumenstrauß und eine goldene Uhr –, «Geschenke für eine besondere Leistung» zu erkennen. Ihr Gehirn komprimiert die physischen Unterschiede der Dinge weg, und Sie verstehen, dass sie alle eine ähnliche Funktion haben.

Abstraktion ermöglicht Ihnen auch, dem gleichen physischen Objekt unterschiedliche Funktionen zuzuschreiben. Ein Kelch voller Wein hat unterschiedliche Bedeutung, je nachdem, ob ein Freund ihn hochhebt und «Gratuliere!» sagt oder ein Priester ihn vor Sie hinhält mit den Worten: «Das Blut Christi!»

Und so funktioniert der Vorgang der Abstraktion. Während Ihr Gehirn die Daten Ihrer Sinnesorgane komprimiert, macht es daraus ein zusammenhängendes Ganzes.

Wir haben dies als «sensorische Integration» bezeichnet. Jedes Mal, wenn eines Ihrer Neuronen seinen Input komprimiert, um eine Zusammenfassung zu erstellen, ist die multisensorische Zusammenfassung eine Abstraktion des Inputs. Im vorderen Teil Ihres Gehirns erstellen die größten und am besten vernetzten Neuronen die abstraktesten multisensorischen Zusammenfassungen. Aus diesem Grund können Sie unterschiedliche Objekte wie Blumen und goldene Uhren als ähnlich ansehen und denselben Kelch mit Wein situationsabhängig als Zeichen für eine Feier deuten oder für die heilige Kommunion.

In Lektion Nr. 2 habe ich geschrieben, dass Sie ein hochkomplexes Gehirn besitzen, dies aber nicht ausreicht, um einen menschlichen Geist hervorzubringen. Die Komplexität mag Ihnen helfen, eine unbekannte Treppe hinaufzugehen, aber Sie brauchen mehr, um die Idee der sozialen Stufenleiter zu Macht und Einfluss zu verstehen. Abstraktion ist hierfür eine der nötigen Zutaten. Sie lässt Ihr Gehirn Erfahrungen Ihrer Vergangenheit abrufen, damit Sie verstehen, dass äußerlich verschiedene Dinge in anderer Hinsicht ähnlich sein können. Abstraktion ermöglicht Ihnen auch, Dinge zu erkennen, die Sie noch nie gesehen haben, wie eine Frau mit Schlangenhaaren. Vermutlich haben Sie dergleichen wirklich noch nie gesehen, aber Sie (und die alten Griechen) sehen ein Bild der Medusa und verstehen auf der Stelle, worum es geht, weil Ihr Gehirn wie durch ein Wunder bekannte Vorstellungen wie *Frau* und *wilde Haare* und *Schlangen* und *Gefahr* zu einem kohärenten mentalen Bild zusammenfasst. Die Fähigkeit zur Abstraktion lässt Ihr Gehirn Laute zu Worten zusammensetzen und Worte zu Ideen, damit Sie eine Sprache erlernen können.

Kurz gesagt: Die Verschaltungen innerhalb Ihrer Großhirnrinde ermöglichen die Komprimierung. Diese wiederum erlaubt die sensorische Integration. Die sensorische Integration bietet die Möglichkeit zur Abstraktion. Die Abstraktion ermöglicht Ihrem hochkomplexen Gehirn, flexible Vorhersagen über die Funktion von Dingen zu treffen, statt nur von ihrer physischen Form auszugehen. Das ist Kreativität. Diese Vorhersagen können Sie mittels Kommunikation, Kooperation und Kopieren mit anderen teilen. So spielen die Fünf Ks zusammen, damit das menschliche Gehirn eine soziale Realität schaffen und teilen kann.

Jedes der Fünf Ks findet sich bis zu einem gewissen Grad auch bei anderen Tierarten. Krähen zum Beispiel sind kreative Problemlöser, die Zweige als Werkzeuge benutzen. Elefanten kommunizieren mit tiefen Tönen, die kilometerweit zu hören sind. Wale kopieren ihre Lieder. Ameisen kooperieren, um Nahrung zu finden und ihren Bau zu verteidigen. Bienen senden abstrakte Signale durch ihren Tanz, mit dem sie ihren Stockgenossinnen mitteilen, wo Nektar zu finden ist.

Beim Menschen aber verflechten und verstärken sich die Fünf Ks gegenseitig,[65] was unsere Handlungen auf eine ganz neue Ebene hebt. Singvögel lernen ihre Lieder von den erwachsenen Vögeln. Der Mensch aber lernt nicht nur zu singen, sondern auch die soziale Wirklichkeit, die damit verbunden ist, beispielsweise welche Lieder für Feiertage angemessen sind. Erdmännchen bringen ihren Jungen bei, wie man tötet, indem sie halb tote Beute anschleppen, an der sie üben können. Wir erfahren nicht nur etwas über das Töten, sondern lernen auch den Unterschied zwischen einem Unfall mit Todesfolge und einem Mord und haben für beides strafrechtliche Konsequenzen ersonnen. Ratten bringen einander bei, was genießbares Essen ist, indem sie Nahrung mit einem Geruch markieren. Wir lernen nicht nur, was wir essen können, sondern auch, was ein Hauptgericht ist und was ein Dessert beziehungsweise welches Besteck wir wofür verwenden sollten.

Andere Tiere wie Hunde, Menschenaffen und bestimmte Vogelarten haben ebenfalls ein teilweise zur Komprimierung fähiges Gehirn. Auch sie können also in gewissem Maße abstrakt denken. Aber soweit wir wissen, ist der Mensch die einzige Art, dessen Gehirn die Fähigkeit zur Komprimierung und Abstraktion auf eine Weise entwickelt hat, dass er daraus seine soziale Realität schafft. Ein einzelner Hund mag seine eigenen sozialen Regeln entwickeln, zum Beispiel, dass sein Mensch immer an dieser oder jener Wiese mit ihm spielt oder dass er sein Geschäft nicht ins Haus machen darf. Aber ein Hundegehirn kann diese Dinge einem anderen Hundegehirn nicht effektiv kommunizieren, so wie der Mensch Ideen in Worte fasst und daraus seine soziale Wirklichkeit konstruiert. Schimpansen beobachten und kopieren das Verhalten anderer Artgenossen. Sie stecken einen Stock in einen Termitenbau, um sich einen leckeren Snack herauszuholen, aber diese Art des Lernens hängt von der materiellen Realität ab – von einem Stock, der in das Termitenloch passt. Das ist keine soziale Wirklichkeit. Würde sich der Trupp Schimpansen darauf einigen, dass derjenige, der einen bestimmten Stock aus dem Boden zieht, König des Urwalds wird, wäre das eine Form sozialer Realität, denn damit würde man dem Stock eine Funktion zuweisen, die über seine materielle Dimension hinausgeht.[66]

Alle Tiere zeigen eine evolutionäre Anpassung, die sie zu Spezialisten für ihre Nische macht – wie das Geweih des Elchs oder die lange Zunge des Ameisenbären. Der Mensch aber hat sich angepasst, um alle Fünf Ks gemeinsam einzusetzen und sich mit ihnen die Welt untertan zu machen (zumindest versuchen wir das). Jedes Tiergehirn richtet seine Aufmerksamkeit auf jene Dinge seiner materiellen Umgebung, die für sein Wohlbefinden und Überleben wichtig sind, und ignoriert alles andere. Wir Menschen hingegen suchen uns nicht nur ein paar Dinge aus der Umwelt zusammen, die dann unsere Nische bilden. Wir fügen der Welt etwas *hinzu*, indem wir uns kollektiv für neue Funktionen entscheiden, nach denen wir dann leben. Soziale Realität ist das Konstruieren einer Nische durch uns Menschen.

Die soziale Realität ist ein Geschenk. Wir können Dinge erfinden wie ein Meme oder eine Tradition oder ein Gesetz, und wenn andere Menschen diese Dinge als real betrachten, dann sind sie das auch. Unsere soziale Welt ist ein Puffer, den wir um die physische Welt bauen. Die Autorin Lynda Barry schreibt: «Wir schaffen keine Fantasiewelt, um der Wirklichkeit zu entfliehen. Wir schaffen sie, damit wir in ihr bleiben können.»[67]

Dabei kann die soziale Realität auch eine enorme Belastung sein. Sie ist so mächtig, dass sie die Geschwindigkeit und die Richtung unserer genetischen Entwicklung verändern kann. Ein Beispiel dafür ist die Tragödie der rumänischen Waisenkinder, bei der die Regierung eine Generation geschaffen hat, die gewissermaßen vom Genpool abgeschnitten ist. Ein weiteres Beispiel ist die chinesische Ein-Kind-Politik. In einer Kultur, in der Söhne mehr zählen als Töchter, hat dies zu einem enormen Männerüberschuss geführt. Diese Art künstlicher Selektion findet in allen Gesellschaften statt, in denen Reichtum, soziale Klassen oder der Krieg eine bestimmte Gruppe Menschen privilegieren. Das nimmt den Deklassierten, teilweise oder vollständig, die Möglichkeit, sich fortzupflanzen.

Die soziale Realität verändert sogar den Verlauf der Evolution, indem wir unsere kreativen Ideen teilen: Nehmen wir nur die Technologie, mit der wir fossile Brennstoffe verwerten, als ein Beispiel. Durch die Verbreitung dieser Technologie haben wir inzwischen eine physische Welt geschaffen, die wir immer weniger unter Kontrolle haben. So verändern sich durch die soziale Realität Art und Geschwindigkeit unserer genetischen Entwicklung.

Das Verblüffendste an der sozialen Realität aber ist, dass wir uns oft gar nicht bewusst sind, dass wir sie erschaffen. Das menschliche Gehirn versteht sich selbst falsch und hält die soziale für die physische Realität, was unglaublich viele Probleme mit sich bringt. Menschen unterscheiden sich massiv voneinander, wie das bei den Individuen jeder Art der Fall ist. Aber anders als der Rest der Tiere packen wir diese Verschiedenheit in kleine Schubladen mit Etiketten drauf wie Ethnie, Geschlecht und Nationalität. Wir behandeln die Schubladen, als wären sie Teil der Natur, dabei haben wir sie selbst gemacht. Ein Beispiel: Die Vorstellung «Ethnie» umfasst häufig körperliche Merkmale wie die Hautfarbe.[68] Aber Hautfarben entstammen einem Kontinuum, und die Grenzziehung zwischen der einen oder anderen Tönung ist willkürlich und wird nur von den Mitgliedern einer Gesellschaft aufrechterhalten. Manche Menschen versuchen, diese Grenzen mit Genetik zu rechtfertigen. Es stimmt zwar, dass die Hautfarbe stark genetisch bestimmt wird, aber das gilt auch für die Augenfarbe, die Größe der Ohren und die Krümmung der Zehennägel. Wir als Kultur bestimmen die Merkmale der Diskriminierung und ziehen Grenzen, welche die Unterschiede zwischen der Gruppe, die «wir» heißt, und jener, zu der «die anderen» gehören, beinahe ins Unendliche vergrößern. Diese Grenzen sind kein Zufallsprodukt, sie sind aber auch nicht biologisch bestimmt. Und sobald die Grenze einmal gezogen ist, wird die Hautfarbe zum Symbol für andere Dinge. *Das* ist die soziale Realität.

Sie halten die soziale Wirklichkeit aufrecht durch Ihr alltägliches Verhalten. Wann immer Sie funkelnde Diamanten als kostbar betrachten, wann immer Sie einen Promi verehren, wann immer Sie zur Wahl gehen oder auch *nicht*. Unser Verhalten kann die soziale Realität verändern. Manchmal sind es kleine Veränderungen, wenn wir beispielsweise von einer Einzelperson im Plural sprechen, um Geschlechterneutralität zu wahren. Dann wieder sind diese Veränderungen echte Umwälzungen, wie zum Beispiel damals, als das ehemalige Jugoslawien auseinanderbrach und Jahre des Krieges und des Völkermordes folgten. Oder während der Großen Rezession von 2007/2008, als ein paar Leute in schicken Anzügen beschlossen, dass eine Reihe von Hypotheken nichts mehr wert waren, was dazu führte, dass sie tatsächlich an Wert verloren und die ganze Welt in einen finanziellen Abgrund gerissen wurde.

Unsere soziale Wirklichkeit hat ihre Grenzen. Schließlich muss sie sich den Bedingungen der physischen Welt beugen. Wir könnten kollektiv verfügen, dass wir uns in die Luft erheben, wenn wir mit den Armen rudern, aber so einig wir alle uns auch sein mögen, das wird nicht passieren. Andererseits ist die soziale Realität beeinflussbarer, als Sie vielleicht glauben. Wir könnten uns zum Beispiel darauf einigen, dass es Dinosaurier nie gegeben hat. Wir könnten alle Belege für deren Existenz leugnen und ein Museum errichten, in dem die Vergangenheit ohne Dinosaurier dargestellt wird. Wir könnten Politiker haben, die brutale Dinge sagen, von denen sogar Aufzeichnungen existieren, und dann könnten sich alle Nachrichtenkanäle dahingehend verständigen, dass diese Worte nie gefallen sind. So etwas kommt in totalitären Gesellschaften durchaus vor. Die soziale Realität mag eine unserer größten Errungenschaften sein, aber sie ist auch eine Waffe, die wir gegeneinander richten können. Sie lässt sich nämlich leicht manipulieren. Die Demokratie selbst ist eine soziale Realität.

Soziale Wirklichkeit ist eine Superkraft, die von verschiedenen menschlichen Gehirnen getragen wird. Sie gibt uns die Möglichkeit, unser Schicksal selbst zu bestimmen und die Evolution unserer Art zu beeinflussen. Wir können abstrakte Ideen entwickeln, sie miteinander teilen und zu einer Wirklichkeit verflechten und damit fast jede Umgebung – ob nun natürlich, politisch oder sozial – beherrschen, solange wir zusammenarbeiten. Wir haben mehr Kontrolle über die Realität, als wir glauben. Wir haben aber auch mehr Verantwortung für unsere Wirklichkeit, als uns vielleicht klar ist.

Jede Art sozialer Wirklichkeit beinhaltet Grenzen. Manche dieser Grenzen kommen den Menschen zugute, wie zum Beispiel klare Verkehrsregeln, die uns vor Unfällen bewahren. Andere Grenzen sind für die eine Gruppe gut, während sie der anderen schaden. Das gilt für die Sklaverei, aber auch die Zugehörigkeit zu einer sozialen Klasse. Wir mögen über die Moral solcher Grenzen diskutieren, doch ob Ihnen das nun gefällt oder nicht: Wir alle tragen die Verantwortung für jedes einzelne Mal, dass wir diese Grenzen bestätigen. Eine Superkraft wirkt dann am besten, wenn man weiß, dass man sie hat.

Nachwort

Vor langer, langer Zeit waren Sie ein Magen an einem Stock, der im Meer trieb. Aber Sie haben sich Schritt für Schritt weiterentwickelt. Sie haben sich Sinnesorgane zugelegt und gemerkt, dass Sie Teil einer größeren Welt waren. Und so haben Sie weitere körperliche Systeme entwickelt, die Ihnen halfen, sich in dieser Welt zurechtzufinden. Und Sie haben ein Hirn herausgebildet, das Ihren Körper und seine Ressourcen effektiv managt. Dann haben Sie gelernt, mit all den anderen Gehirnen und deren Körpern zusammenzuleben. Sie sind aus dem Wasser gekrabbelt und haben sich an Land niedergelassen. Und im Laufe der Evolution – mit Innovationen, die durch Versuch und Irrtum entstanden und das Leben von Billionen von Geschöpfen kosteten – haben Sie schließlich ein menschliches Gehirn entwickelt. Ein Gehirn, das so viele faszinierende Dinge vollbringt und sich trotzdem gravierend falsch versteht.

- Ein Gehirn, das eine derart reiche mentale Erfahrung konstruiert, dass wir glauben, in uns lägen Emotionen und Vernunft miteinander im Clinch.
- Ein Gehirn, das so komplex ist, dass wir es mit Metaphern beschreiben, die wir dann für gesichertes Wissen halten.

- Ein Gehirn, das so geschickt in der Selbstverschaltung ist, dass wir glauben, wir seien mit allerlei Fertigkeiten ausgestattet auf die Welt gekommen, die wir in Wirklichkeit erst erlernt haben.
- Ein Gehirn, das so effektiv halluziniert, dass wir denken, wir sähen die Welt ganz objektiv.
- Ein Gehirn, das Vorhersagen so schnell trifft, dass wir unsere Bewegungen für eine Reaktion halten.
- Ein Gehirn, das andere Gehirne so unsichtbar beeinflusst, dass wir uns für voneinander unabhängig halten.
- Ein Gehirn, das so viele Arten von Geist hervorbringt, dass wir annehmen, sie alle gingen auf eine einzige menschliche Natur zurück, und dass mit dieser gleichen Beschaffenheit alles erklärt ist.
- Ein Gehirn, das so gut darin ist, an seine eigenen Erfindungen zu glauben, dass wir die von uns konstruierte soziale Realität für die Natur selbst halten.

Wir wissen heute viel über das Gehirn, aber wir haben immer noch viele Lektionen zu lernen. Für den Moment jedenfalls wissen wir so viel, dass wir die fantastische evolutionäre Reise unseres Gehirns nachzeichnen und die Implikationen, die sich daraus für manche der wichtigsten und herausforderndsten Aspekte unseres Lebens ergeben, in den Blick nehmen können.

Das Gehirn, das wir haben, ist weder das größte im Tierreich noch – objektiv betrachtet – das beste. Aber es ist nun mal das unsere. Es ist die Quelle unserer Stärken und Schwächen. Es verleiht uns die Fähigkeit, Zivilisationen aufzubauen, aber auch die Macht, uns gegenseitig in den Abgrund zu stürzen. Es macht uns zu unvollkommenen und dennoch großartigen Menschen.

Danksagung

Dieses Buch verdankt sein Zustandekommen vielen Menschen, vor allem den Neurowissenschaftlern, die mich in ihr Handwerk einführten, meine Leseerfahrungen kuratierten und meine endlosen Fragen geduldig mit nie versiegender Großzügigkeit und guter Laune beantworteten. Da ist zuallererst die unvergleichliche Barbara Finlay. Barb ist eine Kennerin der evolutionären und entwicklungsgeschichtlichen Neurowissenschaft. Sie erstaunt mich immer wieder mit ihrem enzyklopädischen Wissen, wenn sie mich auf spezielle Punkte in der Embryologie hinweist und mich einführt in eine Vielfalt von neuroanatomischen und neurowissenschaftlichen Fragestellungen, die mit Evolution und Entwicklung zu tun haben. Die halbe Lektion und Lektion Nr. 1 wären ohne Barb nicht zustande gekommen, und ihr Fingerabdruck ist auch im Rest des Buches überall spürbar. Barb und ich arbeiten aktuell an einem wissenschaftlichen Buch über die evolutionäre Entwicklung von Motivation und Emotion bei Wirbeltieren, das bei MIT Press erscheinen wird.

Auch meinem Langzeit-Mitarbeiter und Freund, dem Neurologen Brad Dickerson, bin ich unendlich dankbar. Wir haben am Massachusetts General Hospital in Boston mehr als ein Jahrzehnt an bildgebenden Verfahren fürs Gehirn gearbeitet und zusammen mehr als dreißig wissenschaftliche Aufsätze publiziert. Ganz besonders schätze ich seine Bereitschaft, meine mitunter überschwänglichen wissenschaftlichen Spekulationen auszuhalten. Ein dickes Dankeschön auch an Michael Numan, der der erste Neurowissenschaftler war, der mich ermutigte und unterstützte, als ich erste Schritte in diese Richtung unternahm.

Mein unerschütterlicher Dank geht auch an die lustige Truppe früherer und aktueller Mitarbeiter, die ich noch nicht erwähnt und von denen ich viel gelernt habe. Zu ihnen gehören (in alphabetischer Ordnung): Joe Andreano, Shir Atzil, Moshe Bar, Larry Barsalou, Marta Bianciardi, Kevin Bickart, Eliza Bliss-Moreau, Emery Brown, Jamie Bunce, Ciprian Catana, Lorena Chanes, Maximilien Chaumon, Sarah Dubrow, Wim van Duffel, Wie Gao, Talma Hendler, Martijn van den Heuvel, Jacob Hooker, Ben Hutchinson, Yuta Katsumi, Ian Kleckner, Phil Kragel, Aaron Kucyi, Kestas Kveraga, Kristen Lindquist, Dante Mantini, Helen Mayberg, Yoshiya Moriguchi, Suzanne Oosterwijk, Gal Raz, Carl Saab, Ajay Satpute, Lianne Scholtens, Kyle Simmons, Jordan Theriault, Alexandra Touroutoglou, Tor Wager, Larry Wald, Mariann Weierich, Christi Westlin, Susan Whitfield-Gabrieli, Christy Wilson-Mendenhall und Jiahe Zhang.

Meinen Informatikern, die mir immer mehr über dynamische Systeme, Komplexität und andere computerwissenschaftliche Themen beibringen und mich so zu einer besseren Neurowissenschaftlerin machen, bin ich ebenfalls tief dankbar: Dana Brooks, Sarah Brown, Jaume Coll-Font, Jennifer Dy, Deniz Erdogmus, Zulqarnain Khan, Madhur Mangalam, Jan-Willem van de Meent, Sarah Ostadabbas,

Misha Pavel, Sumientra Rampersad, Sebastian Ruf, Gene Tunik, Mathew Yarossi und der Rest der PEN-Gruppe an der Northeastern University. Ein herzliches Dankeschön auch an die Statistiker Tim Johnson und Tom Nichols.

Dieses Buch würde es nicht geben ohne die Begeisterung und die fachlichen Tipps von meinem Lektor bei Houghton Mifflin Harcourt, Alex Littlefield. Vor allem danke ich ihm für seine sorgfältige Lektüre und für die Ermutigung, komplexe Beobachtungen über das Gehirn in Verbindung zu bringen mit Überlegungen, was die jeweilige Eigenschaft für uns als Menschen bedeutet. In dieser Hinsicht bin ich auch James Ryerson von der *New York Times* zu Dank verpflichtet. Er hat mich angeleitet, als ich meine eigene Stimme entwickelte, um mich auf hoher See zwischen Neurowissenschaft, Psychologie und Philosophie zurechtzufinden.

Das Buch profitiert sehr von den künstlerischen Fähigkeiten und der grundsätzlichen Neugier von Van Yang, dessen Team wissenschaftliche Ideen genial illustriert zum Leben erweckt. Ich bin sehr dankbar für seine Leidenschaft, wissenschaftliche Erkenntnisse einem breiten Publikum zugänglich zu machen. Ein tief empfundenes Dankeschön auch an Aaron Scott für seine Tipps zum Design. Sein Fachwissen, sein geschultes Auge und seine Kreativität helfen mir seit mehr als zehn Jahren, komplexe wissenschaftliche Ideen in verständliche Bilder zu übersetzen.

Ein herzliches Dankeschön an das Produktions- und Marketingteam von Houghton Mifflin Harcourt: Olivia Bartz, Chloe Foster, Tracy Roe, Chris Grannies, Emily Snyder, Heather Tamarkin und vor allem Michelle Triant, die großartige PR-Spezialistin. Und an meinen Agenten, Max Brockman, für seine Begeisterung und Unterstützung. Und natürlich auch an sein Team von Brockman Inc.: Thomas Delaney, Evelyn Chavez, Breana Swineheart und Russell Weinberger.

Dieses Buch wurde massiv verbessert durch wertvolle Kommentare, Kritiken und Ideen, die frühe Leser mir mit auf den Weg gaben. Die meisten von ihnen sind enge Freunde und selbst außergewöhnliche Wissenschaftler. Dazu gehören (in alphabetischer Ordnung): Kevin Allison, Vanessa Kane Alves, Eliza Bliss-Moreau, Dana Brooks, Lindsey Drayton, Sara Dubrow, Peter Farrar, Barb Finlay, Ludger Hartley, Katie Hoemann, Ben Hutchinson, Peggy Kalb, Tsiona Lida, Micah Kessel, Ann Kring, Batja Mesquita, Karen Quigley, Sebastian Ruf, Aaron Scott, Scott Sleek, Annie Temmink, Kelley Van Dilla und Van Yang.

Wissenschaftlich gegengelesen wurden ganz bestimmte Kapitel: Ich danke Olaf Sporns und Sebastian Ruf für ihre Anmerkungen zu Lektion Nr. 2, Dima Amso für Lektion Nr. 3 und Ben Hutchinson und Sarah Dubrow für Lektion Nr. 4.

Ein dickes Dankeschön gilt meinen Kollegen und Studierenden im Interdisciplinary Affective Science Laboratory an der Northeastern University und am Massachusetts General Hospital. Viel, was seinen Weg in diese Essays gefunden hat, war dort Thema von Diskussionen und Forschungsarbeiten dieser begabten jungen Wissenschaftler. Alle (aktuellen und ehemaligen) Mitglieder sind auf affective-science.org gelistet.

Ganz besonders dankbar bin ich Sam Lyons, der in nie da gewesener Geschwindigkeit einen endlosen Strom wissenschaftlicher Arbeiten aufspürte. Und Karen Quigley, die die stellvertretende Leitung unseres Labors innehat. Karen hat ein unglaubliches Fachwissen, was die periphere Physiologie des Körpers angeht, die Interozeption und die Allostase. Wir witzeln gerne, dass wir mit ihrem Wissen über den Körper und meinem über das Gehirn einen vollendeten Körper abgeben.

Auch dem Marions Center for Biomedical Imaging am Massachusetts General Hospital und seinem Direktor Bruce Rosen verdanke ich viel. Ebenso wie der Fakultät für Psychologie an der Northeastern University und unserer Vorsitzenden Joanne Miller. Ihre Unterstützung und Geduld haben mir ermöglicht, Neurowissenschaftlerin und Psychologin zu werden. Und nicht zu vergessen: mein Wissen mit der Öffentlichkeit zu teilen.

Dieses Buch entstand dank eines Stipendiums der John Simon Guggenheim Foundation und einer Buchfinanzierung vonseiten der Alfred P. Sloan Foundation. Ich bin beiden Geldgebern zutiefst dankbar für diese großzügige Förderung.

Vor allem aber werde ich zwei hochgeschätzten und innig geliebten Gehirnen ewig dankbar sein: dem meiner Tochter Sophia und dem meines Mannes Dan – für ihre Inspiration, ihre Nachsicht und ihre großzügige Einwirkung auf mein Körperbudget.

Anhang: Die Wissenschaft hinter der Wissenschaft

Dieser Anhang enthält wichtige wissenschaftliche Details zu den verschiedenen Themenbereichen meiner Essays. Er erläutert, dass bestimmte Aussagen von der Wissenschaft noch diskutiert werden, oder nennt Wissenschaftler, denen meine Arbeit Ideen oder Begrifflichkeiten verdankt. Die wissenschaftlichen Belege zu allem, was Sie hier im Buch lesen, können Sie auf https://sevenandahalflessons.com abrufen (die meisten Anmerkungen enthalten Links zu den entsprechenden Seiten ebendort).

Die größte Herausforderung beim Schreiben über wissenschaftliche Erkenntnisse ist die Entscheidung, was man weglässt. Wer über wissenschaftliche Themen schreibt, nimmt – ähnlich einem Bildhauer – von komplexen Ideen da und dort etwas weg, bis daraus etwas Interessantes und Verständliches entsteht. Das Ergebnis ist aus streng wissenschaftlicher Sicht natürlich unvollständig, aber (hoffentlich) immer noch korrekt genug, um nicht den kollektiven Unmut der Experten zu erregen.

Ein Beispiel für «korrekt genug» ist es zu sagen, dass das menschliche Gehirn aus ungefähr 128 Milliarden Neuronen besteht. Diese Schätzung unterscheidet sich vielleicht von anderen, die Sie kennen, weil ich hier die Neuronen des Cerebellums (Kleinhirn) miteinbeziehe – einer Gehirnstruktur, die unter anderem wichtig ist, um über

Wahrnehmungen von Tastsinn und Gesichtssinn die Körperbewegung zu steuern. Andere Wissenschaftler berücksichtigen das Cerebellum in ihren Schätzungen nicht. Aber selbst vor diesem Hintergrund ist meine Schätzung unvollständig, weil das Gehirn auch aus 69 Milliarden anderer Zellen besteht, die keine Neuronen sind, sondern Gliazellen, die eine ganz erstaunliche Reihe biologischer Funktionen ausüben. Aber die «128 Milliarden» machen klar, dass das Gehirn ein komplexes Netzwerk ist, was in Lektion Nr. 2 eine entscheidende Rolle spielt.

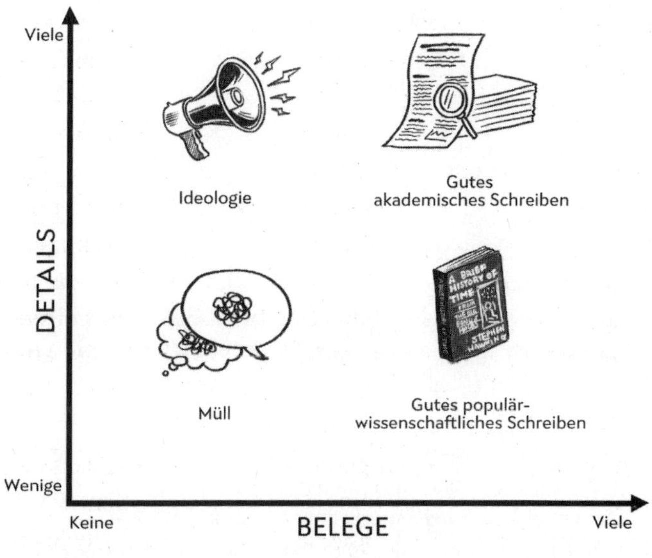

Die Herausforderung, ein populäres Wissenschaftsbuch zu schreiben

Anmerkungen

Anmerkungen zu Die halbe Lektion:
Ihr Gehirn ist nicht zum Denken da

1 *Amphioxi oder Lanzettfischchen bevölkerten die Ozeane vor 550 Millionen Jahren:*
Diese urzeitlichen Geschöpfe gibt es heute noch. Sie sind unsere entwicklungsgeschichtlichen Cousins, denn: Menschen sind Wirbeltiere. Wir besitzen ein Rückgrat, das wir Wirbelsäule nennen, und einen Nervenstrang, den wir als Rückenmark bezeichnen. Amphioxi sind keine Wirbeltiere, sie haben aber eine Art Rückenmark, das man als Neuralrohr bezeichnet und das ihren gesamten Körper durchzieht. Amphioxi und Wirbeltiere gehören zu einer größeren Gruppe von Tieren, die man *Chordatiere* oder *Chordata* nennt. Wir haben jedenfalls einen gemeinsamen Vorfahren. (Mehr dazu in Kürze.)
Den Amphioxi fehlt es an vielen Merkmalen, die Wirbeltiere von Wirbellosen unterscheiden. Sie haben kein Herz, keine Leber, keine Bauchspeicheldrüse oder Nieren. Es fehlt an allen internen Systemen, die mit diesen Organen verbunden sind. Allerdings besitzen sie gewisse Zellen, die ihren zirkadianen Rhythmus steuern, also ihre Schlaf- und Wachzeiten.
Amphioxi haben keinen erkennbaren Kopf und auch keines der sichtbaren Sinnesorgane, die den Kopf von Wirbeltieren auszeichnen wie Augen, Ohren, eine Nase etc. Der Amphioxus besitzt an seiner vordersten Spitze ein paar Zellen, die man Augenfleck nennt. Diese Zellen sind lichtempfindlich. Sie können starke Hell-

Dunkel-Unterschiede erkennen. Wenn also ein Schatten auf das Tier fällt, flieht es. Die Zellen des Augenflecks haben gemeinsame Gene mit der Netzhaut der Wirbeltiere, aber die Lanzettfischchen haben keine Augen und können nicht sehen.
Sie können auch nicht schmecken oder riechen. Manche Zellen in ihrer Haut registrieren chemische Stoffe im Wasser, und auch diese Zellen enthalten Gene, die denen im Riechkolben der Wirbeltiere ähneln. Ob diese aber genauso funktionieren, ist bislang nicht geklärt. Außerdem besitzen Amphioxi im Inneren Zellcluster mit Haaren, die der Amphioxus nutzt, um die Schwerkraft und möglicherweise die Beschleunigung beim Schwimmen festzustellen (damit der Körper im Wasser Orientierung hat). Aber der Amphioxus besitzt kein Innenohr mit Haarzellen, mit denen er hören könnte, wie Wirbeltiere dies tun.
Der Amphioxus kann auch keine Nahrung ausmachen und sich darauf zubewegen. Er verschlingt, was immer ihm die Strömung an Mikroorganismen zuträgt. Allerdings registrieren bestimmte Zellen es, wenn nicht mehr genug Nahrung durch die Gegend treibt. Dann schlängelt sich das Geschöpf in eine vom Zufall bestimmte Richtung in der Hoffnung, so an eine Mahlzeit zu kommen. (Nach dem Motto: «Überall ist es besser als hier.»)
Siehe: 7half.info/amphioxus.

2 *Ihr rudimentäres Nervensystem bestand aus einem Klacks Zellen, den man noch nicht als Gehirn bezeichnen konnte:*
Die Wissenschaft diskutiert noch darüber, ob Amphioxi ein Gehirn haben. Letztlich berührt das die Frage, was man als «Gehirn» betrachtet und was nicht. Der Evolutionsbiologe Henry Gee fasst dies sehr schön zusammen: «Nichts, was einem Wirbeltier ähnelt, wird bei Manteltieren (zum Beispiel Seescheiden) oder dem Amphioxus gefunden. Allerdings lassen sich Vorstufen zu dessen Bauplan finden … wenn man nur gründlich genug hinsieht.»
Die Wissenschaftler sind sich weitgehend einig, dass sich am vorderen Ende des Amphioxus-Neuralrohres eine Vorstufe zu den

genetischen Umrissen des Wirbeltiergehirns findet. Diese Umrisse sind wenigstens 550 Millionen Jahre alt. Das heißt nicht, dass die Gene, die man am vorderen Ende des Neuralrohres findet, auf die gleiche Weise arbeiten oder die gleichen Strukturen hervorbringen, wie sie dies bei Wirbeltieren wie Ihnen und mir tun. (Mehr dazu, was es heißt, wenn zwei Arten die gleichen Gene haben, finden Sie im Anhang-Eintrag zu Anmerkung 14.) An diesem Punkt gehen die Diskussionen los. Amphioxi weisen molekulare Muster auf, die bei den Wirbeltieren das Gehirn in bestimmte größere Areale unterteilen. Doch die Wissenschaft ist sich nicht sicher, welche Areale hier angelegt sind und welche Segmentierungsanweisungen fehlen. Ohnehin ist es auch eine diskussionswürdige Frage, ob bei den Amphioxi tatsächlich Segmente vorhanden sind. Ähnlich wie der Amphioxus zwar rudimentäre genetische Grundlagen für die Ausbildung eines Kopfes besitzt, aber trotzdem keinen Kopf hat.

Mehr über die Amphioxi finden Sie in Henry Gees Buch *Across the Bridge – Understanding the Origins of the Vertebrates*. Und im Werk der beiden Neurowissenschaftler Georg Striedter und Glenn Northcutt: *Brains Through Time – A Natural History of the Vertebrates*.

Siehe: 7half.info/amphioxus-brain.

3 *Ein Geschöpf, das Ihrem winzigen Altvorderen (…) sehr ähnlich ist:* Wissenschaftler gehen davon aus, dass unser gemeinsamer Vorfahr den modernen Amphioxi sehr ähnlich war, weil die Umwelt des Amphioxus (seine Nische) sich in den letzten 550 Millionen Jahren kaum verändert hat. Es hat also keinen großen Anpassungsdruck gegeben. Im Gegensatz dazu haben sich die Wirbeltiere entwicklungsgeschichtlich enorm verändert, ebenso wie andere Chordatiere, zum Beispiel die Seescheide. Daher nehmen Wissenschaftler im Allgemeinen an, dass das Studium moderner Lanzettfischchen uns einiges über den gemeinsamen Vorfahren aller Chordatiere verraten kann.

Doch es gibt auch Wissenschaftler, die diese Annahme infrage stellen – weil es unwahrscheinlich ist, dass die Amphioxi sich in einer halben Milliarde Jahren überhaupt nicht verändert haben sollen! So erstreckt sich das Neuralrohr des Amphioxus (also sein zentrales Nervensystem) über die gesamte Länge seines Körpers, vom vorderen bis zum hinteren Ende. In Wirbeltieren hingegen endet das Rückenmark dort, wo das Gehirn beginnt. Nun fragt sich die Wissenschaft, ob unser gemeinsamer Vorfahr ein Neuralrohr hatte wie der Amphioxus, das sich verkürzte, während sich das Wirbeltiergehirn herausbildete. Oder ob unser Vorfahr ein kürzeres Neuralrohr hatte, das beim Amphioxus entwicklungsgeschichtlich länger wurde. Vergleichbare Debatten gibt es auch über die Frage des Riechvermögens.
Mehr über unseren amphioxusähnlichen Vorfahren finden Sie in Henry Gees Buch *Across the Bridge – Understanding the Origins of the Vertebrates*.
Siehe: 7half.info/ancestor.

4 *Warum aber hat sich ein Gehirn wie das Ihre überhaupt herausgebildet:*
Aussagen wie «Ihr Gehirn ist dafür bestimmt» oder «Ihr Gehirn hat sich deshalb herausgebildet» bezeichnet man als teleologisch. Der Begriff kommt vom griechischen *telos*, was so viel heißt wie «Zweck» oder «Ziel». Philosophie und Naturwissenschaft diskutieren verschiedene Formen der Teleologie. Die bekannteste, die beide Denkrichtungen ablehnen, besagt, *dass etwas bewusst auf ein bestimmtes Ziel hin mit einem festgesetzten Endpunkt geschaffen wurde*. Ein Beispiel wäre, dass unser Gehirn sich sukzessive höher entwickelte, zum Beispiel vom instinktgesteuerten zum rationalen Gehirn oder von den niederen zu den höheren Tierarten. Hinter dieser Art von Teleologie stehe ich nicht.
Eine zweite Form von Teleologie, mit der ich hier sehr wohl arbeite, besagt, dass es sich um einen *Prozess handelt, der zwar ein Ziel hat, aber keinen vorgegebenen Endpunkt*. Wenn wir davon aus-

gehen, dass das Gehirn «nicht zum Denken da ist», sondern dazu, den Körper innerhalb einer bestimmten Umweltnische zu regulieren, dann heißt das nicht, dass die Körperbuchführung (also die Allostase) einen bestimmten Endpunkt kennt. Die Allostase ist ein Prozess, der auf den sich ständig wandelnden Input aus der Umwelt ausgerichtet ist und diesen möglichst vorwegnimmt. Alle Gehirne beherrschen die Allostase. Es gibt dabei keine planmäßige Progression von schlecht zu gut.
Die Psychologen Bethany Ojalehto, Sandra R. Waxman und Douglas L. Medin untersuchen, wie Menschen in allen Kulturen über die Natur denken. Ihre Forschungsarbeiten legen nahe, dass teleologische Aussagen, wie sie in diesem Kapitel getroffen werden, eine Wertschätzung der Beziehungen zwischen lebenden Wesen und ihrer Umwelt widerspiegeln. Sie sprechen hier von einer «kontextuellen und relationalen Wahrnehmung». Eine Aussage wie «Ihr Gehirn ist nicht zum Denken da» ist grundsätzlich relational (weil sie die Beziehung zwischen dem Gehirn, den Körpersystemen und der Umwelt berührt). Sie besagt nicht, dass das Gehirn bewusst für einen Zweck mit einem bestimmten Ende geschaffen wurde.
Meine Formulierungen (wie eben «Ihr Gehirn ist nicht zum Denken da») stehen außerdem in einem bestimmten Kontext – in einem nicht fachspezifischen Essay, der Aspekte der Gehirnfunktion beschreibt. Die Aussage ist in ihrer Gesamtbedeutung abhängig von dem Kontext, in dem sie verwendet wird. Wenn Sie diesen weglassen, hört es sich so an, als verweise die Aussage auf die erste, problematische Form der Teleologie. Natürlich ist die Allostase nicht die einzige Ursache für die Entwicklung des Gehirns. Sie hat die Evolution auch nicht in planmäßigen Schritten vorangetrieben. Die Entwicklung des Gehirns ist Frucht der natürlichen Selektion, die zufällig und opportunistisch verläuft. Die Entwicklung des Gehirns wird außerdem von der kulturellen Evolution beeinflusst, eine Idee, der wir in Lektion Nr. 7 nachgehen werden. Siehe: 7half.info/teleology.

5 *Der wissenschaftliche Begriff für die Körperbuchführung ist Allostase:* Allostase ist keineswegs die einzige Triebkraft bei der Frage, wie sich Gehirne entwickeln und wie sie funktionieren, aber sie gehört zu den wichtigsten. Die Allostase ist ein ununterbrochener Anpassungsprozess, der mit Voraussagen arbeitet. Es geht dabei nicht darum, eine einzige, stabile Situation für den Körper aufrechtzuerhalten. (Sie arbeitet nicht wie ein Thermostat.) Die Aufrechterhaltung eines stabilen Gleichgewichts nennt man Homöostase.
Siehe: 7half.info/allostasis.

6 *Der Aufwand sollte also der Mühe wert sein, wirtschaftlich betrachtet:*
Aktionen, die der Mühe wert sind, untersucht vor allem die Wirtschaftswissenschaft. Sie nennt dies dann ganz allgemein einen «Wert».
Siehe: 7half.info/value.

7 *In der Zwischenzeit entwickelten die urzeitlichen Tiere immer größere und komplexere Körper. Das heißt, dass auch deren Innenleben viel facettenreicher wurde:*
Die Organe in Ihrem Körper, wie etwa Herz, Magen und Lungen, sind sogenannte Viszeralorgane («Eingeweide»). Sie gehören zu den viszeralen Systemen unterhalb unseres Halses, zum Beispiel dem kardiovaskulären System, dem gastrointestinalen System und dem respiratorischen System. Die Bewegungen Ihres Herzens, Darms, in den Lungen und anderen Organen werden *viszeromotorisch* genannt. Ihr Gehirn kontrolliert die viszeralen Systeme (das heißt, es übt eine viszeromotorische Kontrolle aus). So, wie Ihr Gehirn einen primären motorischen Cortex hat und Strukturen unterhalb des Cortex, die die Muskelbewegung steuern, hat es auch einen primären viszeromotorischen Cortex und entsprechende subkortikale Strukturen, die Ihre Eingeweide steuern. Manche inneren Organe wie die Lungen brauchen das Gehirn, um überhaupt funktionieren zu können. Herz und Darm hingegen

haben ihren eigenen Rhythmus, das viszeromotorische System ist hier für die Feinabstimmung zuständig. Obendrein verfügt Ihr Körper noch über andere Systeme, die nicht mit einem Organ in Verbindung stehen, wie das Immunsystem und das endokrine (Hormon-)System. Deren Veränderungen aber bezeichnet man auch als «viszeromotorisch».

So, wie die motorischen Bewegungen Ihrer Arme und Beine, Ihres Kopfes und Rumpfs Sinnesdaten hervorbringen, die dem Gehirn gemeldet werden (speziell dem somatosensorischen System), so führen auch die viszeromotorischen Bewegungen zu sinnlich erfahrbaren Veränderungen, die man als *interozeptive* Daten bezeichnet. Diese werden ans Gehirn weitergeleitet (speziell an das interozeptive System). All diese Sinnesdaten helfen dem Gehirn, Ihre motorischen und viszeromotorischen Bewegungen zu kontrollieren.

Die besten wissenschaftlichen Erklärungsversuche legen aktuell nahe, dass sich das viszerale und viszeromotorische System bei Wirbeltieren mit den Sinnesorganen, dem sensorischen System, entwickelten. Nach der Empfängnis, wenn ein Embryo Gehirn und Körper ausbildet, entstehen das viszerale und das sensorische System aus dem gleichen temporären Zellcluster, das man Neuralleiste nennt. Das gilt auch für jenes Segment des Wirbeltiergehirns, das das viszeromotorische und interozeptive System umfasst und das wir als Vorderhirn kennen. Die Neuralleiste ist nur den Wirbeltieren eigen und tritt dort bei allen Arten auf, auch beim Menschen.

Das viszeromotorische und das interozeptive System spielen eine entscheidende Rolle bei der Bewertung jeder Bewegung, aber wir können nicht sagen, dass sich beides aus diesem Grund entwickelt hat. Denn es kam durchaus auch an anderer Stelle zum Selektionsdruck, der dafür verantwortlich war, zum Beispiel durch die Entwicklung größerer Körper, die neue Formen der Instandhaltung erforderten. So haben viele Tiere auf dieser Erde einen

geringen Durchmesser. Manchmal trennen nur ein paar Zellen die Körpermitte von der Außenwelt. Das erleichtert bestimmte physiologische Funktionen wie den Gasaustausch (beim Atmen) und die Entsorgung von Abfallprodukten. In einem größeren Körper ist auch der Abstand zwischen der Innenseite des Körpers und der Außenwelt größer. Das erfordert neue Systeme wie zum Beispiel Kiemen, über die der Gasaustausch funktioniert. Oder Nieren beziehungsweise einen längeren Darm für die Ausscheidung von Abfallstoffen. Diese neuen Systeme machten die Wirbeltiere beispielsweise zu besseren Schwimmern und erfolgreicheren Prädatoren.
Siehe: 7half.info/visceral.

Anmerkungen zu Lektion Nr. 1:
Sie haben *ein* Gehirn (nicht drei)

8 *Der menschliche Geist, so Platon, sei ein ständiger Kampf zwischen drei inneren Kräften:*
Platon schrieb über die Psyche, deren Bedeutung sich nicht mit unserer Vorstellung von Geist deckt. Ich orientiere mich hier an der Umgangssprache und verwende «Psyche» und «Geist» als Synonyme.
Siehe: 7half.info/plato.

9 *Kein Wunder also, dass die Wissenschaft später Platons geistiges Schlachtfeld auf das menschliche Gehirn projizierte:*
Die Vorstellung vom dreieinigen Gehirn verschmolz neurowissenschaftliche Erkenntnisse mit Platons Schriften über die menschliche Psyche. Im frühen 20. Jahrhundert stellte der Physiologe Walter Cannon die These auf, dass unsere Gefühle (jeweils) erzeugt und ausgedrückt werden durch zwei Gehirnregionen, dem Thalamus und dem Hypothalamus, die beide unmittelbar unter der angeblich rationalen Großhirnrinde liegen. (Heute wissen wir, dass der Thalamus die Hauptpforte für Sinnesdaten ist, die

zum Gehirn weitergeleitet werden. Ausgenommen sind hier nur chemische Daten, die sich in Gerüchen ausdrücken. Der Hypothalamus hingegen reguliert Blutdruck, Herzfrequenz, Atemfrequenz, Transpiration und andere physiologische Veränderungen.) In den 1930ern sprach der Neuroanatom James Papez von einem «kortikalen Schaltkreis», der für Emotionen zuständig sei. Der sogenannte Papez-Kreis umfasste mehr als den Thalamus und den Hypothalamus: Er bezog auch kortikale Strukturen ein, die sich an die subkortikalen anschlossen, was man als Beleg für ihr Alter deutete (zum Beispiel den *Gyrus cinguli*). Der Neurologe Paul Broca hatte diese Region fünfzig Jahre zuvor als «limbischen Lappen» bezeichnet. (Der Begriff «limbisch» stammt vom lateinischen Wort für Grenze, *limbus*, ab. Diese Region grenzt an das sensorische und das motorische System, das für die Körperbewegung durch Arme und Beine zuständig ist. Broca dachte, der «limbische Lappen» sei für grundlegende Überlebensfähigkeiten wie zum Beispiel den Geruchssinn zuständig.) In den späten 1940ern entwickelte der Neurowissenschaftler Paul MacLean den «kortikalen Schaltkreis» zum «limbischen System» weiter. Dieses bettete er in das Bild vom Drei-Lagen-Gehirn ein, das er «dreieiniges Gehirn» nannte.
Siehe: 7half.info/triune.

10 *Die äußere Schicht, ein Teil der Großhirnrinde:*
Die vielen Begriffe, die sich um den «Cortex» drehen, können verwirrend sein. Der *Cortex cerebri* (Großhirnrinde) ist eine Schicht von Neuronen, die in mehreren Lagen die subkortikalen («unter dem Cortex liegenden») Partien des Gehirns bedecken. Nach landläufiger Meinung ist ein Teil der Großhirnrinde entwicklungsgeschichtlich alt und gehört zum limbischen System (zum Beispiel der *Gyrus cinguli*), während ein anderer Teil entwicklungsgeschichtlich neu ist und daher «Neocortex» heißt. Diese Unterscheidung ist aus einem Missverständnis im Hinblick auf die Entwicklung der Großhirnrinde entstanden. Dieses Missverständnis ist Thema dieser Lektion.

11 *Die Geschichte vom dreieinigen Gehirn ist einer der erfolgreichsten und verbreitetsten Irrtümer in der Wissenschaft:*
Wissenschaftler vermeiden es gewöhnlich, etwas als «Tatsache», «wahr» oder «falsch» zu bezeichnen. In der wirklichen Welt sind Fakten mit einer gewissen Wahrscheinlichkeit in einem bestimmten Kontext wahr oder falsch. (Wie Henry Gee in seinem Buch *The Accidental Species – Misunderstandings of Human Evolution* sagt, ist Wissenschaft ein Prozess, bei dem man den Zweifel quantifiziert.) Im Falle des dreieinigen Gehirns aber ist eine absolutere Ausdrucksweise gerechtfertigt. Als MacLean 1990 sein Opus magnum veröffentlichte (*The Triune Brain in Evolution – Role in Paleocerebral Functions*), war schon eindeutig belegt, dass die Vorstellung vom dreieinigen Gehirn falsch war. Dass sie immer noch so populär ist, hat mehr mit Ideologie als mit wissenschaftlicher Forschung zu tun. Wissenschaftler bemühen sich sehr, jede Ideologie zu vermeiden, aber wir sind eben auch nur Menschen und lassen uns mitunter mehr vom Glauben leiten als von der Datenlage. (Siehe dazu Richard Lewontins Buch *Biology as Ideology*.) Fehler sind Teil des normalen Ablaufs in der Wissenschaft. Wenn Wissenschaftler sie bemerken, stoßen sie die Tür zu neuen Entdeckungen weit auf. Mehr dazu finden Sie in Stuart Firesteins Büchern: *Failure – Why Science is So Successful* und *Ignoranz – Die Triebfeder der Wissenschaft*.
Siehe: 7half.info/triune-wrong.

12 *Wenn wir die gleichen Gene in Menschen- und Rattenneuronen finden, dann kann man davon ausgehen, dass unser letzter gemeinsamer Vorfahr ähnliche Neuronen mit diesen Genen besaß:*
Diese Annahme setzt voraus, dass es in den Zellen der verglichenen Tierarten keine großen Veränderungen gab. Gene erzählen nämlich keineswegs die ganze Geschichte, wenn man davon ausgeht, dass zwei Tierarten Gehirnmerkmale aufweisen, die man auf einen gemeinsamen Vorfahren zurückführen könnte, auch wenn diese Merkmale für das bloße Auge unterschiedlich aussehen.

Gene können uns auf die falsche Spur führen. Manche Wissenschaftler nutzen auch andere Quellen biologischer Information, um festzustellen, ob zwei Gehirnstrukturen auf den gleichen Ahnherrn zurückgehen, zum Beispiel die Verbindungen zwischen Neuronen. Mehr über diese Fragestellung, die man als «Homologie» bezeichnet, finden Sie in: Georg Striedter, *Principles of Brain Evolution*, sowie Georg Striedter und Glenn Northcutt, *Brains Through Time – A Natural History of Vertebrates*.
Siehe: 7half.info/homology.

13 *Wie sich herausstellte, organisieren Gehirne sich neu, wenn sie entwicklungsgeschichtlich größer werden:*
Diese Idee stammt von dem Neurobiologen Georg Striedter. Er verglich Gehirne mit Unternehmen, die sich reorganisieren, um ihre Geschäftstätigkeit auszubauen. Siehe dazu: Georg Striedter, *Principles of Brain Evolution*. Es kann auch passieren, dass Gehirne entwicklungsgeschichtlich an Komplexität verlieren, wenn sie sich weiterentwickeln. Ein Beispiel dafür sind die Manteltiere (Seescheiden).
Siehe: 7half.info/reorg.

14 *Die Aufteilung und die folgende Integration:*
Hier möchte ich Ihnen eine Analogie mitgeben, die meinen Vergleich des primären somatosensorischen Cortex bei Ratten und Menschen weiter erhellt. Der Autor und Küchenchef Thomas Keller erklärt: Wenn Sie mehrere Gemüsesorten zusammen in einem Topf kochen, bekommt das Ganze einen einzigen Geschmack. Keine einzelne Zutat sticht hervor. Aber, so Keller, es gibt einen besseren Weg, um solch ein Gericht zuzubereiten: Garen Sie jedes einzelne Gemüse separat und geben Sie sie erst am Schluss zusammen in den Topf. Dann ist jeder einzelne Löffel eine faszinierende Mischung verschiedenster Geschmacksrichtungen. Der Unterschied zwischen diesen beiden Gartechniken ist derselbe wie der zwischen dem primären somatosensorischen Cortex bei der Ratte und beim Menschen. Das eine Areal der Ratte ist der Topf,

in dem alle Gemüsesorten zusammen gekocht wurden. Die vier Areale beim Menschen sind quasi vier Töpfe mit verschiedenen Zutaten. In der Sprache von Lektion Nr. 2 formuliert, heißt das: Die Vier-Topf-Technik verfügt über eine höhere Komplexität.
Siehe: 7half.info/keller.

15 (…) *dass sich die Neuronen von Reptilien beziehungsweise nicht menschlichen Säugetieren und jene der Menschen gleichen:*
Damit meine ich, dass die Neuronen die gleiche molekulare Identität besitzen, entweder ein bestimmtes Gen oder eine Gensequenz (also einen Abschnitt der DNS), die die gleiche genetische Aktivität ausführt (das heißt: die gleichen Proteine hervorbringt). Ein bestimmtes Gen produziert nämlich keineswegs in jedem Tier, in dem es vorkommt, die gleichen Proteine. Zwei Tiere können die gleichen Gene haben, aber diese arbeiten vielleicht unterschiedlich oder produzieren verschiedene Strukturen. Selbst im gleichen Tier kann ein Netzwerk von Genen in den verschiedenen Entwicklungsstadien unterschiedliche genetische Aktivitäten ausführen. (Eine ausführlichere Erklärung beziehungsweise entsprechende Beispiele finden Sie in Henry Gees Buch *Across the Bridge*.) Die entscheidende Beobachtung ist hier, dass zwei Geschöpfe Neuronen mit einigen gleichen Genen besitzen können, die in beiden Tieren auf die gleiche Weise funktionieren. Und doch können sie sich unterscheiden im Hinblick auf ihre Organisation, was zu unterschiedlich aussehenden Gehirnen führt.
Siehe: 7half.info/same-neurons.

16 *Der gewöhnliche Gehirnbauplan wird bereits kurz nach der Empfängnis angelegt:*
Diese Forschungsarbeiten gehen auf einen Beitrag der Evolutionsneurowissenschaftlerin Barbara Finlay zurück, die hier vom «Translating-Time»-Modell spricht. Finlay entwickelte ein mathematisches Modell, welches das Timing von 271 Schritten in der Entwicklung von Tiergehirnen erfasst, zum Beispiel: wann die Entwicklung von Neuronen beginnt, wann sich Axone ausbilden,

wann die Konnektivität etabliert und ausgebaut wird, wann sich die Myelinscheiden um die Axone bilden, wann sich das Gehirnvolumen verändert und erweitert. Finlays Modell berechnet die Anzahl der Tage für diese Entwicklungsschritte bei achtzehn Säugetierarten, die bereits erforscht sind, und bei anderen Tierarten, die im ursprünglichen Modell nicht enthalten waren. Wenn man das vorhergesagte Timing aus ihrem Modell vergleicht mit der realen Entwicklung der Gehirnbildung, dann ergibt sich eine erstaunliche Korrelation von 0,993 (auf einer Skala von –1 bis 1). Das bedeutet, dass der Ablauf dieser Entwicklungsschritte für alle untersuchten Tierarten mehr oder weniger identisch ist, denn sie werden ja alle vom gleichen Modell beschrieben. Außerdem gibt es molekulargenetische Belege für Säugetiere, die zeigen, welche Gene in welchen Zellen zu finden sind – Gene, die sich auch in den Zellen von mit einem Kiefer bewehrten Fischen nachweisen lassen. Einige der Gene lassen sich bis zum Amphioxus zurückverfolgen und vermutlich sogar bis zu seinem gemeinsamen Vorfahren mit dem Menschen. Allein die genetischen Belege lassen also vermuten, dass der gemeinsame Bauplan (oder ein Teil davon) für alle *Gnathostomata* (Kiefermäuler) gleich war.
Siehe: 7half.info/manufacture.

17 *Das menschliche Gehirn (…) hat keine neuen Teile:*
Als Neurowissenschaftlerin bin ich von den Belegen überzeugt, die Finlays Hypothese eines gemeinsamen Gehirnbauplans unterstützen. Interessierte Leser sollten aber wissen, dass andere Wissenschaftler weiterhin an der Idee festhalten, dass sich einzelne Merkmale des menschlichen Gehirns, zum Beispiel der präfrontale Cortex, stärker entwickelt haben, als es die Vorstellung vom maßstabsgerecht erweiterten Primatengehirn erwarten ließ. Meiner Ansicht nach kommen einige der speziellen Fähigkeiten des menschlichen Gehirns einfach daher, dass wir einen großen *Cortex cerebri* haben (allerdings nicht größer, als man aufgrund unserer Gesamthirngröße erwarten kann, nur einfach absolut gesehen

groß) und dass in bestimmten Arealen der Großhirnrinde die Neuronen extrem stark vernetzt sind, was auch die oberen Schichten des präfrontalen Cortex betrifft. Einige Forscher, darunter auch ich selbst, gehen davon aus, dass es diese Merkmale sind, die den Menschen erlauben, Dinge von ihrer Funktion her zu verstehen und nicht nur von ihrer physischen Form, wie ich in Lektion Nr. 7 und in meinem anderen Buch *Wie Gefühle entstehen – Eine neue Sicht auf unsere Emotionen* ausführen werde.
Siehe: 7half.info/parts.

18 *Es gibt kein limbisches System, das für unsere Emotionen verantwortlich ist:*
Obwohl das «limbische System» ein Mythos ist, hat Ihr Gehirn so etwas wie einen «limbischen Schaltkreis». Die Neuronen im limbischen Schaltkreis stehen in Verbindung mit den Nuclei im Hirnstamm, die Ihr autonomes Nervensystem steuern, Ihr Immunsystem, Hormonsystem und andere Systeme, deren Sinnesdaten die Interozeption bewirken, die Repräsentation Ihrer Körperempfindungen im Gehirn. Der limbische Schaltkreis ist keineswegs nur für Emotionen wichtig und umfasst verschiedene Gehirnareale. Dazu gehören subkortikale Strukturen wie der Hypothalamus und der *Nucleus centralis* der Amygdala; allokortikale Strukturen wie der Hippocampus und der Riechkolben; und Teile der Großhirnrinde wie der *Gyrus cinguli* und der vordere Teil der Insula (Inselrinde).
Siehe: 7half.info/limbic.

19 *Das dreieinige Gehirn (…) ist ein moderner Mythos:*
Das dreieinige Gehirn ist Teil einer Geschichte von Wissenschaftsmythen, die sich manchmal erstaunlich lange halten. Zu Ihrem Amüsement habe ich hier noch ein paar zusammengestellt. Im 18. Jahrhundert glaubten Wissenschaftler ernsthaft, dass Hitze durch ein Fluidum namens «kalorische Substanz» entsteht und dass eine Verbrennung auf einen imaginären Stoff namens Phlogiston zurückgeht. Die Physiker des 19. Jahrhunderts gingen da-

von aus, dass das Universum von einer unsichtbaren Substanz namens «Lichtäther» erfüllt sei, auf der sich die Lichtwellen ausbreiteten. Ihre Medizinerkollegen schrieben Epidemien wie die Pest fauligen Ausdünstungen namens «Miasmen» zu. Jeder dieser Mythen wurde mehr als hundert Jahre lang oder länger für eine wissenschaftliche Tatsache gehalten, bevor er widerlegt wurde. Siehe: 7half.info/myths.

20 *Wir sind nur eine interessante Tierart:*
Diese Idee habe ich Henry Gees Buch *The Accidental Species – Misunderstandings of Human Evolution* entnommen. Siehe: 7half.info/interesting.

Anmerkungen zu Lektion Nr. 2:
Ihr Gehirn ist ein Netzwerk

21 *Ihr Gehirn ist ein Netzwerk:*
Ihr Gehirnnetzwerk besteht aus kleineren «Unternetzwerken» von miteinander verbundenen Neuronen. Jedes dieser Unternetzwerke ist eine lose Ansammlung von Neuronen, die sich ein- oder ausklinken, je nachdem, wie das Netzwerk funktioniert. Das müssen Sie sich vorstellen wie eine Basketballmannschaft, die aus zwölf bis fünfzehn Spielern besteht, obwohl immer nur fünf auf einmal auf dem Spielfeld sind. Die Spieler kommen ins Spiel oder verlassen es, aber wir sehen die Leute auf dem Spielfeld immer noch als ein Team. Auf die gleiche Weise wird ein Unternetzwerk aufrechterhalten, auch wenn die Neuronen, aus denen es besteht, sich ein- und ausschalten. Diese Variabilität ist ein Beispiel für *Degeneration* (*degeneracy*), bei der strukturell ungleiche Elemente (wie Gruppen von Neuronen) dieselben Funktionen erfüllen. Siehe: 7half.info/network.

22 *Ein Netzwerk von 128 Milliarden Neuronen:*
Mit meiner Zählung der Neuronen, die sich durchschnittlich in einem Menschengehirn finden, liege ich höher als andere Autoren.

Üblicherweise lesen Sie hier einen Wert von circa 85 Milliarden Neuronen. Das liegt daran, dass man die Neuronen auf unterschiedliche Weise zählen kann. Gewöhnlich kommen Wissenschaftler auf diesen Wert mithilfe stereologischer Methoden, zu denen Statistik und Wahrscheinlichkeitsrechnung zählen. Hierbei wird auf die dreidimensionale Struktur des Gehirns anhand zweidimensionaler Aufnahmen von Gehirngewebe geschlossen. Der Schätzwert von 128 Milliarden stützt sich auf einen Aufsatz von Forschern, die eine stereologische Methode namens optische Fraktionierung verwendet haben. Dabei wurden 19 Milliarden Neuronen im menschlichen Großhirn gezählt, inklusive Großhirnrinde, Hippocampus und Riechkolben. Weitere ungefähr 109 Milliarden Körnerzellen plus circa 28 Millionen Purkinjezellen im Kleinhirn. Die häufiger genannte Zahl von 85 Milliarden stützt sich auf eine andere Zählung: die Isotropenfraktionierung. Diese geht zwar einfacher und schneller, doch dabei fallen systembedingt bestimmte Neuronen aus der Zählung heraus.
Siehe: 7half.info/neurons.

23 *Das Gehirnnetzwerk ist keine Metapher:*
Das Gehirn ist nicht *wie* ein Netzwerk – es *ist* tatsächlich eines und funktioniert ähnlich wie andere Netzwerke. Der Begriff «Netzwerk» ist ein Konzept, kein Sinnbild. Es hilft uns zu verstehen, was das Gehirnnetzwerk ist und tut, indem wir uns auf andere, uns bekannte Netzwerke beziehen.

24 *Ganz allgemein gesprochen, sieht jedes dieser Neuronen aus wie ein stark verzweigter Baum:*
Das menschliche Gehirn besitzt verschiedene Typen von Neuronen unterschiedlicher Form und Größe. Das Neuron, das ich in dieser Lektion beschreibe, ist eine Pyramidenzelle in der Großhirnrinde.

25 *Der Einfachheit halber werde ich dieses Netzwerk künftig als die «Verschaltung» Ihres Gehirns bezeichnen:*
Der einfache Begriff der «Verschaltung» steht hier für eine spezifische Struktur. Im Allgemeinen besteht ein Neuron aus einem

Zellkörper, einigen verästelten Armen, den Dendriten (die aussehen wie eine Baumkrone), und einem langen, schlanken Auswuchs, an dessen Ende sozusagen «Wurzeln» sitzen. Dieser heißt Axon. Jedes Axon ist sehr viel dünner als ein menschliches Haar und hat an seinen Enden kleine Knöpfchen, die Axonterminale, die mit chemischen Stoffen gefüllt sind. Die Dendriten tragen Rezeptoren für ebendiese chemischen Stoffe. Üblicherweise liegen die Axonenden nahe den Dendriten Tausender anderer Neuronen, die sie jedoch nicht berühren. Sie sind durch einen Spalt getrennt, den man Synapsenspalt nennt. Wenn die Dendriten eines Neurons diese Botenstoffe erkennen, «feuert» das Neuron, indem es ein elektrisches Signal über das Axon aussendet. Die Axonendknöpfchen setzen daraufhin den Neurotransmitter in den Synapsenspalt frei. Dort lagern sie sich an die Rezeptoren auf den Dendriten anderer Neuronen an. (Andere Zellen, die Gliazellen, wirken dabei mit und sorgen dafür, dass es keine chemischen Lecks gibt.) Auf diese Weise erregen oder hemmen die Botenstoffe die empfangenden Neuronen und ändern so die Art, wie diese feuern. Über diesen Prozess kann ein einziges Neuron Tausende anderer Neuronen ansprechen, beziehungsweise Tausende Neuronen schicken einem anderen Neuron eine Botschaft – alles simultan. Das ist das Gehirn in Aktion.
Siehe: 7half.info/wiring.

26 *(…) den «visuellen Cortex»:*
Was heißt es, wenn Sie «sehen»? Ihre bewusste Erfahrung von Dingen in der Welt, zum Beispiel die visuelle Wahrnehmung Ihrer Hand oder Ihres Handys, wird von den Neuronen in Ihrem Okzipitalcortex gesteuert. Doch selbst wenn diese Neuronen beschädigt sind, können Sie sich in der Welt zurechtfinden: Stellen Sie vor einem Menschen, dessen primärer visueller Cortex geschädigt ist, ein Hindernis auf, wird er dieses zwar nicht sehen, aber trotzdem darum herumgehen. Man nennt dies «Rindenblindheit».
Siehe: 7half.info/blindsight.

27 *Lässt man Menschen mit einer normalen Sehfähigkeit mehrere Tage lang eine Augenbinde tragen:*
Die Studie an Menschen, denen die Augen verbunden wurden, damit sie Braille lernen konnten, zeigt einmal mehr, dass Neuronen viele verschiedene Funktionen übernehmen können. Störte der Versuchsleiter die Reizweiterleitung im primären visuellen Cortex (V1) mit einer Technik namens transkranielle Magnetstimulation (TMS), dann hatten die Probanden mit Augenbinde auch Probleme, Braille zu lesen. Das Problem verschwand 24 Stunden, nachdem man ihnen die Augenbinde abgenommen hatte und sie über V1 wieder direkten visuellen Input bekamen.
Siehe: 7half.info/blindfold.

28 *Ein System besitzt einen «höheren» oder «niedrigeren» Grad von Komplexität:*
Komplexität heißt nicht, dass wir es phylogenetisch mit einem geregelten Fortschritt von weniger komplexen zu immer komplexeren Formen zu tun haben, wie es die *Scala Naturae* suggeriert, die das menschliche Gehirn als Höhepunkt dieser Entwicklung sieht.
Siehe: 7half.info/complexity.

29 *Wir nennen dies das «Hackbratenhirn»:*
Die Inspiration zu dieser Bezeichnung habe ich Steven Pinkers Buch *Das unbeschriebene Blatt* entnommen. Dort heißt es, dass der Geist «keine homogene Entität mit umfassenden Fähigkeiten oder übergreifenden Merkmalen» ist. (Frankfurt a.M. 2017, S. 71.)
Siehe: 7half.info/meatloaf.

30 *(…) daher nennen wir es das «Taschenmesserhirn»:*
Zu dieser Bezeichnung habe ich mich von den Psychologen Leda Cosmides und John Tooby inspirieren lassen, die den menschlichen Geist mit einem Schweizer Armeemesser vergleichen.
Siehe: 7half.info/pocketknife.

31 *Ein echtes Taschenmesser mit, sagen wir mal, 14 Werkzeugen (…):*
Hier noch ein paar Erklärungen zur mathematischen Seite der Komplexität eines 14-teiligen Taschenmessers. In jeder Konfigu-

ration der Werkzeuge, die ich als Muster bezeichne, kann jedes Instrument zwei Zustände einnehmen: benutzt oder nicht benutzt. 14 Werkzeuge mit je zwei Zuständen, das ergibt für das ganze Taschenmesser insgesamt mehr als 16 000 mögliche Muster:

$2 \times 2 \times 2 \times 2 \times 2 \times 2 \times 2 \times 2 \times 2 \times 2 \times 2 \times 2 \times 2 \times 2 = 2^{14} = 16\,384$

Kommt ein 15. Werkzeug dazu, verdoppelt sich die Anzahl der Muster:

$2 \times 2 \times 2 \times 2 \times 2 \times 2 \times 2 \times 2 \times 2 \times 2 \times 2 \times 2 \times 2 \times 2 \times 2 = 2^{15} = 32\,768$

Erhält jedes Werkzeug noch eine zusätzliche Funktion, kann es drei verschiedene Zustände einnehmen statt nur zwei: die erste Funktion, die zweite Funktion und als Drittes den Zustand «nicht benutzt»:

$3 \times 3 \times 3 \times 3 \times 3 \times 3 \times 3 \times 3 \times 3 \times 3 \times 3 \times 3 \times 3 \times 3 = 3^{14} = 4\,782\,969$

Werkzeuge mit vier Funktionen würden $4^{14} = 268\,435\,456$ Muster ergeben. Und so weiter.

32 *Neuronen sind nicht wirklich miteinander verschaltet:*
Diese Beobachtung geht auf meine Kollegin Dana Brooks im Department of Electrical and Computer Engineering an der Northeastern University zurück.

33 *Physiker sagen manchmal, dass Licht sich in «Wellen» fortbewegt:*
Mit dieser Metapher beziehe ich mich nicht auf die Welle-Teilchen-Dualität der Natur von Licht, sondern auf den Mythos vom «Lichtäther», wie ich ihn in Lektion Nr. 1 in Anmerkung 19 beschrieben habe.
Siehe: 7half.info/wave.

Anmerkungen zu Lektion Nr. 3:

Kleine Gehirne verschalten sich mit ihrer Welt

34 *(…) dass gerade geborene Tiere häufig viel kompetenter sind als neugeborene Menschen:*

Natürlich sind viele Tiere auch weniger kompetent als ein menschliches Neugeborenes, zum Beispiel die winzigen blinden, kahlen Kügelchen, als welche Ratten, Meerschweinchen und andere Nager zur Welt kommen.

35 *«Neurons that fire together, wire together»:*

Dieser Ausspruch wird dem Neurowissenschaftler Donald Hebb zugeschrieben. Bekannt ist er unter dem Begriff «Hebb'sche Lernregel». Streng genommen «feuern» Neuronen natürlich nicht gleichzeitig, sondern nacheinander. Siehe dazu Hebbs Buch *The Organization of Behavior – A Neuropsychological Theory*.

Siehe: 7half.info/hebb.

36 *Aber das Gehirn eines Neugeborenen hat noch keinen solchen Scheinwerfer:*

Die schöne Metapher von der «Laterne der Aufmerksamkeit» verdanke ich der Psychologin Alison Gopnik, die sich mit der kindlichen Entwicklung beschäftigt. Siehe ihr Buch *Kleine Philosophen – Was wir von unseren Kindern über Liebe, Wahrheit und den Sinn des Lebens lernen können*.

Neben der gelenkten Aufmerksamkeit sind noch andere Fähigkeiten nötig, um die Laterne der Aufmerksamkeit zu fokussieren. Dazu gehört zum Beispiel, dass das Gehirn die Kopfbewegungen kontrollieren kann, eine Fähigkeit, die sich in den ersten Lebensmonaten entwickelt. Oder die Kontrolle über die Augenmuskeln – die okulomotorische Kontrolle, die sich ebenfalls in den ersten Lebensmonaten stetig verbessert.

Die Wissenschaft diskutiert im Übrigen immer noch, wie viel Aufmerksamkeit ein Kind mitbringt, wenn es auf die Welt kommt, und welche Art von Aufmerksamkeit das ist. Viele Forscher, die

sich mit der kindlichen Entwicklung beschäftigen, gehen davon aus, dass Kinder genetisch programmiert sind, bestimmte Merkmale der Welt wahrzunehmen (zum Beispiel, ob etwas lebendig oder tot ist), und dass die anschließende Entwicklung auf diesen Fähigkeiten aufsetzt.
Siehe: 7half.info/lantern.

37 *Jüngere Schätzungen besagen, dass es viel billiger wäre, die Armut zu beseitigen, als deren spätere Folgen:*
Kinderarmut kostet die Gesellschaft nahezu 1 Billion Dollar pro Jahr. Das geht aus einem Bericht der National Academies of Sciences, Engineering and Medicine aus dem Jahr 2019 hervor, der den Titel «A Roadmap to Reducing Child Poverty» trägt. Kinder aus der Armut zu befreien, so der Bericht, kommt weit billiger, als später für die Folgen ihrer Armut aufzukommen. Mein Kollege, der Psychologe Isaiah Pickens, wies darauf hin, dass es nicht einer gewissen Ironie entbehrt, wenn wir Menschen ausgerechnet ab da als verantwortlich für ihr Handeln betrachten, wenn die negativen Auswirkungen von Armut und Leid sichtbar werden.
Siehe: 7half.info/poverty.

Anmerkungen zu Lektion Nr. 4:
Ihr Gehirn sagt (fast) alles voraus, was Sie tun

38 *(…) von einem Mann, der in den 1970er-Jahren im Süden Afrikas in der rhodesischen Armee gedient hatte:*
Diese Geschichte ist Teil meines TEDx-Talk von 2018 mit dem Titel «Cultivating Wisdom: The Power of Mood». Verfügbar unter: 7half.info/tedx.

39 *Konfrontiert mit diesen vieldeutigen Quäntchen von Sinnesdaten:*
Sinnesdaten sind nicht nur vieldeutig, sie sind auch unvollständig. Viele Informationen über die Welt und den Körper gehen verloren, wenn sie von der Netzhaut, der Hörschnecke und anderen Sinnesorganen verarbeitet und ans Gehirn weitergeleitet werden. Die

Wissenschaft diskutiert noch darüber, wie viel tatsächlich verloren geht, aber man ist sich einig, dass die Neuronen weniger Sinnesdaten von Welt und Körper weitergeben, als sie aufnehmen.
Siehe: 7half.info/incomplete.

40 *Das Gehirn setzt diese Einzelteile zu Erinnerungen zusammen:*
Die Vorstellung, dass Ihr Gehirn frühere Erfahrungen dazu verwendet, um die ankommenden Sinnesdaten mit Sinn zu erfüllen, ähnelt in gewisser Weise der Idee des Immunologen und Neurowissenschaftlers Gerald Edelman, der davon ausgeht, dass Ihre laufende aktuelle Erfahrung die «erinnerte Gegenwart» ist.
Siehe: 7half.info/present.

41 *Ein paar schwarze Linien und Kleckse:*
Die drei Grafiken stellen Folgendes dar: ein U-Boot, das einen Wasserfall hinunterfährt; eine Spinne, die einen Handstand macht; einen Skispringer, der vor seinem Sprung auf die Menge hinunterblickt.

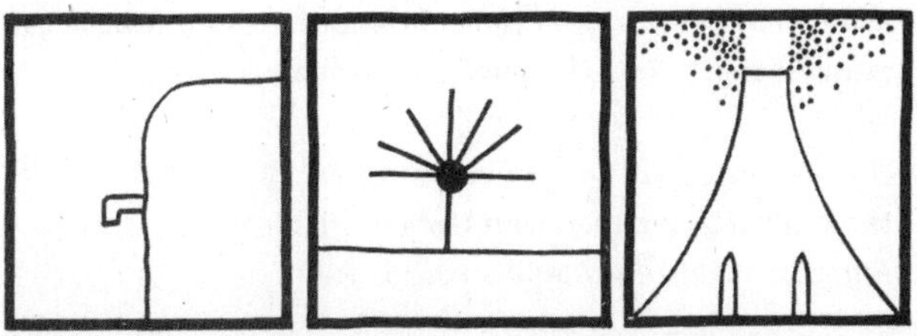

Die Grafiken stammen aus: *The Ultimate Droodle Compendium – The Absurdly Complete Collection of All the Classic Zany Creations of Roger Price*, 2019 Tallfellow Press. Abdruck mit Genehmigung des Verlags. Tallfellow.com.

42 *«Anteil des Betrachters»:*
Die Idee, dass der Betrachter zum Kunstwerk seinen Teil beiträgt, stammt von dem Kunsthistoriker Alois Riegl, der von der «Anerkennung des Betrachters» sprach. Der Kunsttheoretiker Ernst Gombrich nannte dies dann den «Anteil des Betrachters».
Siehe: 7half.info/art.

43 *(…) eine sorgfältig durchkonstruierte Halluzination:*
Ich habe die bewusste Wahrnehmung und Erfahrung schon jahrelang als Alltagshalluzination bezeichnet, bevor ich erfahren habe, dass der Philosoph Andy Clark von der bewussten Erfahrung als «kontrollierter Halluzination» spricht. Siehe dazu sein Buch *Surfing Uncertainty – Prediction, Action, and the Embodied Mind*. Heute gehen auch andere Forscher diesen Weg, vor allem der Neurowissenschaftler Anil Seth in seinem faszinierenden TED-Talk «Your Brain Hallucinates Your Conscious Reality».
Siehe: 7half.info/hallucination.

44 *(…) wer ist dann verantwortlich, wenn Sie sich negativ verhalten:*
Mehr dazu in meinem TED-Talk von 2018 mit dem Titel: «You Aren't at the Mercy of Your Emotions – Your Brain Creates Them».
Siehe: 7half.info/ted.

Anmerkungen zu Lektion Nr. 5:
Ihr Gehirn arbeitet heimlich mit anderen Gehirnen zusammen

45 *«Es ist besser, geliebt und verloren zu haben, als nie geliebt zu haben»:*
Dieses Zitat stammt aus dem Gedicht «In Memoriam A. H. H.» von Alfred Lord Tennyson aus dem Jahre 1849.

46 *(…) Experimente, die zeigen, welche Macht Worte über das Gehirn haben:*
In meinem Labor wurden Forschungsarbeiten zur Macht der Worte durchgeführt, bei denen sich die Probanden bestimmte Szenarien vorstellten, die man ihnen vorlas, während ihr Gehirn mit bildgebenden Verfahren gescannt wurde. Die Ergebnisse werden in mehreren wissenschaftlichen Aufsätzen vorgestellt.
Siehe: 7half.info/words.

47 *Weil viele Gehirnareale, die zur Sprachverarbeitung nötig sind, auch das Innenleben Ihres Körpers steuern:*
Die Gehirnregionen, die das «Sprachnetzwerk» steuern, decken

sich weitgehend mit jenen, die für das Default Mode Network (DMN), das «Standardmodus-Netzwerk», verantwortlich sind. Sie befinden sich vor allem in der linken Gehirnhälfte. Das DMN gehört zu einem größeren Verbund, der die inneren Systeme Ihres Körpers kontrolliert, darunter auch das autonome Nervensystem (das wiederum Ihr Herz-Kreislauf-System, Ihre Atmung und andere Organsysteme steuert), das Immunsystem und das endokrine System (zuständig für Hormone und Stoffwechsel).
Siehe: 7half.info/language-network.

48 *(...) verbale Gewalt:*
Verbale Gewalt hängt, zumindest in ihrer leichteren Form, vom Kontext ab. Nicht jedes Schimpfwort ist verbale Aggression. So nennen Frauen sich gegenseitig manchmal *bitch* (Schlampe) als Zeichen der Freundschaft oder Selbstermächtigung. Außerdem können Worte, die in dem einen Kontext positiv wirken, in einem anderen einen negativen Beiklang erhalten. Wenn Sie zu Ihrem Partner etwas Zärtliches sagen und er darauf antwortet: «Komm her und sag das noch mal», dann wird Ihr Gehirn vermutlich einen Kuss vorhersagen. Wenn Sie hingegen einen Schläger anfauchen und der sagt: «Komm her und sag das noch mal», dann wird Ihr Gehirn dies vermutlich als Drohung deuten.
Siehe: 7half.info/aggression.

49 *Chronischer Stress über einen langen Zeitraum kann dem menschlichen Gehirn schaden:*
Studien zeigen, dass chronischer Stress Gehirn und Körper schädigt, ob er nun von körperlicher Misshandlung, sexuellem Missbrauch oder verbaler Aggression herrührt. Wissenschaftliche Resultate wie diese sind überraschend und stoßen auch nicht immer auf bereitwillige Aufnahme, daher ist es sinnvoll, sich die Belege genauer anzusehen, auch wenn wir an dieser Stelle nur wenig Raum dafür haben. Mehr dazu auf: 7half.info/chronic-stress.
Erstens führt chronischer Stress dazu, dass manche Regionen des Gehirns regelrecht ausdünnen. Der Stress baut das Gehirngewebe

ab (Atrophie), vor allem in jenen Arealen, die für die Körperbuchführung (die Allostase), fürs Lernen und für kognitive Flexibilität zuständig sind.
Woran aber liegt es, dass das gestresste Gehirn Gewebe abbaut? Und wieso steigt dann die Wahrscheinlichkeit, körperlich zu erkranken und früher zu sterben? Hier untersucht die Wissenschaft noch die biologischen Zusammenhänge. Das Problem dabei ist, dass wir die Mikroarchitektur im Gehirn eines lebenden Menschen nicht so minutiös untersuchen können, dass uns dies Aufschluss über die Veränderungen in den betroffenen Arealen geben könnte. Daher studieren Forscher, welche Auswirkungen Stress auf nicht menschliche Tiere hat, und übertragen die Erkenntnisse, sofern möglich, auf den Menschen. Siehe dazu beispielsweise die Arbeiten des Neuroendokrinologen Bruce McEwen.
Auch chronische verbale Gewalt in der Kindheit hat langfristige Auswirkungen. In einer Studie an 554 jungen Erwachsenen baten die Versuchsleiter ihre Probanden einzuschätzen, in welchem Ausmaß sie als Kinder verbaler Gewalt von Eltern oder Gleichaltrigen ausgesetzt waren. Die Wissenschaftler fanden heraus, dass Menschen, die verbale Gewalt erlitten hatten, auch als Erwachsene über Angst, Depressionen und Wut berichteten. Unglaublicherweise war dieser Zusammenhang stärker als bei Menschen, die unter physischer Gewalt durch ein Familienmitglied gelitten hatten. Und er war vergleichbar stark bei Menschen, die als Kind von einem Außenstehenden sexuell missbraucht worden waren. Diese Resultate lassen vermuten, dass chronische verbale Gewalt in der Kindheit die Anfälligkeit für seelische Störungen im Erwachsenenalter erhöht. Alternativ könnte es natürlich auch sein, dass Menschen, die unter seelischen Störungen leiden, sich eher an Missbrauchserfahrungen verbaler Natur erinnern. Daher wäre es sehr wichtig, zu diesem Thema weitere Studien durchzuführen, um klären zu können, welche der beiden Hypothesen eher zutrifft.

In einer solcher Studien ging es um die biologischen Auswirkungen, die das Aufwachsen in einer chaotischen Familienstruktur mit gehäuft auftretender verbaler Kritik und viel Streit mit sich bringt. Gemessen wurden ein Entzündungsmarker (Interleukin 6) und ein Stoffwechselmarker (Cortisolresistenz) bei 135 weiblichen Heranwachsenden. Man legte den Teilnehmerinnen während des 18 Monate dauernden Versuchszeitraumes viermal einen Fragebogen vor. Die Probandinnen, die über eine schwierige Familienstruktur mit häufig vorkommender verbaler Gewalt berichtet hatten, zeigten im Laufe der Zeit eine stärkere Dysfunktion des Immunsystems und des Stoffwechsels. Bei den Teilnehmerinnen, die durchschnittlich oft durch verbale Gewalt belastet waren, veränderten sich diese Werte nicht. Wer am wenigsten mit verbaler Gewalt konfrontiert war, erwies sich insgesamt als am gesündesten. Andere Studien ergeben ähnliche Resultate. Dauerhafte Gewalterfahrungen zeichnen für die Jugendlichen eine Bahn vor, die von körperlicher und seelischer Erkrankung geprägt ist.

Eine zunehmende Anzahl von Studien zeigt einen klaren Zusammenhang zwischen andauerndem sozialem Stress, zu dem gewöhnlich auch verbale Gewalterfahrungen gehören, und dem Auftreten von körperlichen und seelischen Störungen. So gibt es beispielsweise eindeutige Belege, dass verbale Gewalt das Immunsystem schädigt, sodass latente Herpesviren aktiviert werden, die Wirkung üblicher Impfstoffe herabgesetzt und die Wundheilung verlangsamt wird. Untersucht wurden keineswegs besonders dünnhäutige Menschen, sondern ein ganz normaler Personenkreis, der sich über das gesamte politische Spektrum verteilte. Außerdem möchte ich noch darauf hinweisen, dass diese Resultate unabhängig davon sind, ob die Probanden laut ihrer Selbsteinschätzung intensiven Stress *erleben*.

Siehe: 7half.info/chronic-stress.

50 *(…) die Auswirkungen von Stress auf unser Essverhalten:*

Hier geht es um zwei Studien, die den Effekt von Stress auf die

Verstoffwechslung unserer Nahrung untersuchen. Beide Studien wurden von der Psychologin Janice K. Kiecolt-Glaser und Kollegen durchgeführt. Bei den gut fünf Kilo pro Jahr gehe ich davon aus, dass Sie täglich vor einer Mahlzeit Stress erfahren: 104 Kalorien mehr an 365 Tagen, geteilt durch 7000 Kalorien pro Kilo. Diese Zahlen referiere ich gerne auf etwas langweiligen Dinnerpartys.
Siehe: 7half.info/eat.

Anmerkungen zu Lektion Nr. 6:
Gehirne bringen mehr als nur *eine* Art von Geist hervor

51 *Wenn Menschen von der indonesischen Insel Bali Angst haben, schlafen sie ein:*
Dieses Beispiel verdanke ich den Psychologen Batja Mesquita und Nico Frijda. Die beiden zitieren eine ethnologische Studie («Balinese Character») aus dem Jahr 1942 von Gregory Bateson und Margaret Mead. Die beiden Ethnologen beobachteten, dass Menschen auf Bali häufig einschliefen, wenn sie mit unbekannten oder erschreckenden Ereignissen konfrontiert waren. Sie interpretierten dies als Vermeidungsstrategie, so ähnlich, wie Sie die Augen schließen, wenn in einem Horrorfilm eine extreme Szene kommt. Bateson und Mead schlossen daraus, dass Schlaf in Bali eine sozial anerkannte Reaktion auf Angst ist. Die Balinesen nennen dies *takoet poeles*, übersetzt: «im Schreckensschlaf».
Siehe: 7half.info/sleep.

52 *Thunbergs Geist zählt zum autistischen Spektrum:*
Greta Thunberg sagt über sich, dass sie das Asperger-Syndrom hat. Die korrekte Diagnose lautet heute aber: Autismus-Spektrum-Störung (ASS).
Siehe: 7half.info/thunberg.

53 *Hildegard von Bingen:*
Hildegard von Bingen glaubte, dass ihre Visionen, die sie «Schatten des Lebendigen Lichts» nannte, göttliche Anweisungen waren.

Über die Jahre dokumentierte sie ihre Visionen in Wort und Bild. Eines allerdings möchte ich klarstellen: Ich diagnostiziere hier bei Hildegard von Bingen *keineswegs* eine Schizophrenie oder eine andere psychische Störung. Ich möchte nur darauf hinweisen, dass das, was bei dem einen Menschen als mystische Erfahrung gilt, bei einem anderen als Symptom einer Erkrankung betrachtet wird, je nach historischem und kulturellem Kontext. Es gibt eine ganze Reihe von Wissenschaftlern, die bei Hildegard von Bingen verschiedene psychische Störungen festzustellen meinten. Meiner Ansicht nach sollte man hier mit äußerster Vorsicht zu Werke gehen.
Siehe: 7half.info/bingen.

54 *Das wäre die Art von Geist, die ein «Hackbratenhirn» voraussetzen würde/«Taschenmesserhirn» hervorbringt:*
Auf den Geist (und nicht auf das Gehirn) angewandt, ist der Unterschied zwischen Taschenmesser- und Hackbratenhirn wohl am leichtesten zu erklären mit der Analogie Nativismus versus Empirismus. Bei dieser seit Jahrtausenden geführten philosophischen Debatte geht es darum, ob Wissen angeboren oder durch Erfahrung erlernt ist. In der Psychologie würde man von *Vermögens-* und von *Assoziationspsychologie* sprechen.
Siehe: 7half.info/nativism.

55 *(…) dass diese Vielfalt die Grundvoraussetzung für die natürliche Selektion ist:*
In seinem Buch *Über den Ursprung der Arten* schreibt Charles Darwin, dass die Variation zwischen den Individuen einer Art entwicklungsgeschichtlich zu den Voraussetzungen für die natürliche Selektion zählt. Eine Art besteht aus diversen Gruppen von Individuen. Wer sich am besten an eine bestimmte Umgebung anpassen kann, hat eine höhere Wahrscheinlichkeit, zu überleben und seine Gene an seine Nachkommen weiterzugeben (die ihrerseits mit höherer Wahrscheinlichkeit überleben und sich fortpflanzen werden). Darwins Ideen über die Vielfalt, auch bekannt als *Po-*

pulationsdenken, sind eine seiner wichtigsten Innovationen, meint der Evolutionsbiologe Ernst Mayr. Siehe dazu Mayrs Buch *Konzepte der Biologie*. Ausführlicher behandelt er das Thema in *Eine neue Philosophie der Biologie*.
Siehe: 7half.info/variation.

56 *Myers-Briggs-Typenindikator, kurz: MBTI:*
Der MBTI und andere Persönlichkeitstests haben die gleiche wissenschaftliche Aussagekraft wie Horoskope. Über die Jahre hinweg ist eindeutig belegt, dass der MBTI seinen eigenen Ansprüchen nicht gerecht wird und die berufliche Leistung nicht korrekt vorhersagt. Nichtsdestotrotz bringen diese Persönlichkeitstests immer noch an sich kluge Manager dazu, Entscheidungen zu treffen, die weder den Angestellten noch dem Unternehmen guttun. Warum aber wirken die Testresultate so stimmig, wenn man sie in Händen hält? Weil der Test danach fragt, was Sie über sich selbst *glauben*. Die Ergebnisse fassen Ihre Überzeugungen zusammen und spiegeln sie Ihnen zurück, und siehe da: Ja, das stimmt wirklich! Unterm Strich kann man sagen: Sie können Verhalten nicht untersuchen, indem Sie Menschen nach ihrer Meinung über ihr Verhalten fragen. Sie müssen dieses Verhalten schon in je unterschiedlichem Kontext *beobachten*. (Außerdem kann ein Mensch in dem einen Kontext ehrlich sein, während er im anderen Kontext nicht die Wahrheit sagt. In dem einen Kontext zeigt ein Mensch sich introvertiert, im anderen extrovertiert. Und so weiter, und so fort.)
Siehe: 7half.info/mbti.

57 *Affekte können angenehm oder unangenehm sein und von innerer Ruhe bis zu heftiger Erregung reichen:*
Affekte lassen sich durch eine Kreisstruktur namens Circumplex darstellen, wie sie Sie auf Seite 126 sehen. Sie wurde von dem Psychologen James A. Russell erstmals vorgestellt. Der Circumplex stellt Beziehungen dar, indem die einzelnen Elemente in einen Kreis eingetragen werden. In diesem Fall geht es um die

Beziehungen zwischen den Affekten. Circumplex heißt übrigens «kreisförmige Anordnung von Komplexität». Die fraglichen Emotionen werden also immer durch mindestens zwei grundlegende psychologische Aspekte dargestellt. Der Kreis zeigt auf, wie ähnlich bestimmte Gefühle einander sind. Die beiden Dimensionen beschreiben die Eigenschaften der Ähnlichkeit.
Siehe: 7half.info/circumplex.

58 (…) *eine App oder eine Smartwatch, die unser Körperbudget ganz präzise reguliert:*
Diese Analogie taucht ebenfalls in meinem TEDx-Talk «Cultivating Wisdom: The Power of Mood» auf. Verfügbar unter: 7half.info/tedx2.

Anmerkungen zu Lektion Nr. 7:
Ihr Gehirn kann Wirklichkeit erschaffen

59 *Die Grenze zwischen sozialer und materieller Wirklichkeit ist durchlässig:*
Die Durchlässigkeit dieser Grenze zeigt sich sehr schön in Experimenten mit dem Geschmack von Genussmitteln wie Wein oder Kaffee. Ein gravierenderes Beispiel findet sich in Lektion Nr. 3, wo es um den Teufelskreis der Armut geht. Die Haltung der Gesellschaft gegenüber armen Menschen ist eine soziale Realität und beeinflusst insofern die physische Realität der Gehirnentwicklung. Diese wiederum erhöht die Wahrscheinlichkeit, dass junge Gehirne sich so entwickeln, dass ihnen ein Leben in Armut auch als Erwachsene garantiert ist.
Siehe: 7half.info/porous.

60 *(…) mit einer Reihe von Fähigkeiten zusammenhängt, die ich die Fünf Ks nenne:*
Den Begriff der «Five C's» beziehungsweise «Fünf Ks» habe ich selbst geprägt. Es geht hier um Charakteristika, die sich gemeinsam entwickeln und wechselseitig verstärken. Sie ermöglichen

es dem Menschen, in großem Maßstab eine soziale Realität zu erschaffen. Vier dieser Fünf Ks (Kreativität, Kommunikation, Kopieren und Kooperation) entstammen den Forschungsarbeiten des Evolutionsbiologen Kevin Laland. Ich beziehe mich dabei auf sein Buch *Darwin's Unfinished Symphony – How Culture Made the Human Mind*. Laland diskutiert zwar nicht die Rolle der sozialen Realität für die menschliche Entwicklung, aber er schreibt über das verwandte Konzept der kulturellen Evolution.
Siehe: 7half.info/5C.

61 *Entdecker des 19. Jahrhunderts:*
Das Beispiel jener Entdecker, die mit der indigenen Bevölkerung zusammengearbeitet haben, stammt von dem Ethnologen Joseph Henrich und seinem Buch *The Secret of Our Success – How Culture Is Driving Human Evolution, Domesticating Our Species, and Making Us Smarter*.
Siehe: 7half.info/explore.

62 *Sie brauchen auch das fünfte K, die Komprimierung:*
Komprimierung tritt in vielen Gehirnarealen auf. Hier geht es um die Komprimierungsvorgänge in der Großhirnrinde, vor allem in Schicht 2 und 3. Das menschliche Gehirn hat diese kritischen Schichten massiv getunt, was die Komprimierung verstärkt.
Ein großes, komplexes Gehirn mit der Fähigkeit zur Komprimierung reicht vielleicht nicht aus, um verschiedene Elemente sozialer Realität zu einer kohärenten Zivilisation zu verbinden. Es müssen auch bestimmte Voraussetzungen hinsichtlich unseres Stoffwechsels erfüllt sein, sprich, es braucht eine landwirtschaftliche Produktion, damit wir genug Energie zu unserer Verfügung haben, um ein menschliches Gehirn mit seiner getunten Verschaltung zu erhalten. Wenn Sie mehr darüber wissen wollen, empfehle ich Ihnen Kevin Lalands Buch *Darwin's Unfinished Symphony* und das Buch des Evolutionsbiologen Richard Wrangham *Feuer fangen – Wie uns das Kochen zu Menschen machte*.
Siehe: 7half.info/metabolic.

63 *(…) die Daten von Augen, Ohren und anderen Sinnesorganen liefern:*
Sinnesdaten werden von verschiedenen Sinnesorganen Ihres Körpers gesammelt, von den Augen, Ohren, der Nase und so weiter, und dann in neuronale Signale übersetzt, die das Gehirn lesen kann. Sinnesdaten durchlaufen auf ihrem Weg zum Gehirn üblicherweise mehrere Stationen. Beim Sehen beispielsweise wandeln Fotorezeptoren – das sind Zellen in Ihrer Netzhaut (der dünnen Schicht an der Innenseite Ihrer Augenwand) – die Lichtenergie in ein neuronales Signal um. Diese neuronalen Signale durchlaufen ein Bündel von Nervenfasern, das wir «Sehnerv» nennen. Ein Großteil dieser Sehnervfasern mündet in einer Gruppe von Neuronen, die man «seitlichen Kniehöcker» nennt, welcher in einer Gehirnstruktur namens Thalamus liegt. Dessen Hauptaufgabe ist es, Sinnesdaten vom Körper und aus der Umwelt an die Großhirnrinde weiterzureichen. Vom seitlichen Kniehöcker des Thalamus wandern die neuronalen Signale weiter in den Okzipitalcortex an der Rückseite des Gehirns, den wir auch «primären visuellen Cortex» nennen. Eine kleine Anzahl von Neuronen aber geht vom Sehnerv ab und dringt in andere Teile des Subcortex vor, zum Beispiel den Hypothalamus, eine subkortikale Gehirnstruktur, die die inneren Systeme des Körpers reguliert.
Der Großteil der Sinne funktioniert ebenfalls auf diese Weise, vom Geruchssinn (olfaktorisches System) einmal abgesehen. Die Zellen, die chemische Signale aus der Luft in neuronale Signale umwandeln, finden sich im Riechkolben. Sie schicken die so gesammelten Informationen direkt an die Großhirnrinde, wobei der Thalamus umgangen wird. Die neuronalen Signale werden dann an einen Part der Insula oder Inselrinde weitergeleitet, den man auch «primären olfaktorischen Cortex» (oder «piriformen Cortex») nennt.
Siehe: 7half.info/sense-data.

64 *Komprimierung ist eine unabdingbare Voraussetzung für das abstrakte Denken:*
Die Wissenschaft arbeitet immer noch daran, detailliert nachzuzeichnen, wie das Gehirn Information komprimiert und dies unsere Abstraktionsfähigkeit ermöglicht. Es gibt eine lange und leidenschaftlich geführte Diskussion darüber, wie viel Sinnes- und motorische Information in hoch komprimierten Abstraktionen noch enthalten ist. Manche Wissenschaftler gehen davon aus, dass Abstraktionen *multimodal* sind, das heißt, dass sie Informationen von allen Sinnen enthalten. Andere halten Abstraktionen für *amodal*, was hieße, dass sie gar keine Sinnesdaten aufweisen. Meiner Ansicht nach gibt es tragfähigere Belege für die Hypothese der Multimodalität. So kommen zum Beispiel die am stärksten komprimierten Zusammenfassungen in Bereichen der Großhirnrinde vor, die Neurologen und Neuroanatomen *heteromodal* nennen, weil sie Informationen von verschiedenen Sinnesorganen und motorische Informationen umfassen.
Vermutlich kann das Gehirn Abstraktion auch auf anderen Wegen als der Komprimierung erreichen. Andere Tiere ohne großes Gehirn (zum Beispiel Hunde) oder ohne Großhirnrinde (zum Beispiel Bienen) sind ebenfalls fähig, zwei Dinge aufgrund ihrer Funktion als gleich zu erkennen – was heißt, dass sie in gewissem Maße zur Abstraktion fähig sind.
Siehe: 7half.info/abstract.

65 *Beim Menschen aber verflechten und verstärken sich die Fünf Ks gegenseitig:*
Auch diese Vorstellung und ihre Bedeutung für die menschliche Evolution sind Gegenstand einer fortgesetzten wissenschaftlichen Debatte. Eine Sicht, die man als «synthetische Evolutionstheorie» oder «moderne Synthese» bezeichnet, kombiniert die Wissenschaft von den Genen (beginnend mit Mendels Genetik) mit Darwins Theorie der natürlichen Selektion und nimmt an, dass Gene der einzig stabile Weg sind, um Information von einer Generation an die

nächste weiterzugeben. Ein Beispiel wäre hier die Hypothese vom egoistischen Gen, die der Evolutionsbiologe Richard Dawkins aufgestellt hat. Eine andere Sicht, die Erweiterte Synthese der Evolutionstheorie, setzt auf die Fünf Ks und auf Resultate, die zeigen, dass auch andere Formen des Informationstransfers über Generationengrenzen hinweg stabil sein können (zum Beispiel Sinnesdaten aus der visuellen Umgebung, die das Gehirn während seiner Entwicklung beeinflussen, oder die kulturelle Übermittlung von Information). Die Erweiterte Synthese der Evolutionstheorie berücksichtigt neurowissenschaftliche Daten aus der Evolution und der Entwicklung («Evo-Devo», von englisch: *evolutionary* und *developmental*) und geht davon aus, dass es auch andere Wege der Übermittlung gibt, etwa Epigenetik, die Konstruktion von Nischen sowie kulturelle Evolution und die Co-Evolution von Genen und Kultur. Beispiele hierfür sind die Arbeiten von Barbara Finlay und Kevin Laland. Diese Diskussion ist so umfassend, dass sie in den Lektionen dieses Buches nur ansatzweise dargestellt werden kann. Eine (englischsprachige) Leseliste finden Sie auf: 7half.info/synthesis.

66 *(…) denn damit würde man dem Stock eine Funktion zuweisen, die über seine materielle Dimension hinausgeht:*
Schimpansen und viele andere nicht menschliche Tiere haben zwar Dominanzhierarchien, aber diese werden durch die soziale Realität weder vorgegeben noch aufrechterhalten. Wenn jeder Schimpanse einer Gruppe sich damit einverstanden erklärt, dass einer das Alphamännchen ist, dann liegt das daran, dass dieses Alphamännchen jeden Herausforderer töten kann. Das Töten ist eine physische Realität. Viele der heutigen menschlichen Führer bleiben an der Macht, ohne dass sie ihre Gegner töten.
Siehe: 7half.info/sticks.

67 *«Wir schaffen keine Fantasiewelt, um der Wirklichkeit zu entfliehen. Wir schaffen sie, damit wir in ihr bleiben können»:*
Das Zitat stammt aus Lynda Barrys Buch *What It Is*.
Siehe: 7half.info/barry.

68 *(…) körperliche Merkmale wie die Hautfarbe:*
Die Hautpigmentierung hat sich in Abhängigkeit von der Menge ultravioletten Lichts in der Umgebung entwickelt. Menschen mit helleren Hauttönen kommen besser mit wenig UV-Licht zurecht und produzieren mehr Vitamin D, das nötig ist fürs Knochenwachstum, für die Knochenstärke und ein gesundes Immunsystem. Menschen mit dunklerer Haut sind besser an eine Umwelt mit mehr UV-Licht angepasst, denn die dunklere Hautpigmentierung verlangsamt den Abbau von Vitamin B_9, auch Folsäure genannt. Dieses Vitamin ist wichtig für das Zellwachstum und den Stoffwechsel. Vor allem in den ersten Schwangerschaftsmonaten ist Folsäure wichtig. (Das Sonnenlicht baut Folsäure ab.) Die Intensität der UV-Strahlung hängt davon ab, wie nahe Sie am Äquator leben. Wie viel UV-Licht tatsächlich Ihre Haut durchdringt, hat mit der Hautfarbe zu tun. Mehr darüber finden Sie in dem Buch *Living Color – The Biological and Social Meaning of Skin Color* der Anthropologin Nina Jablonski.
Siehe: 7half.info/skin.

Register

H

M

N

O

P

R